Der Stress-Knigge

Bibliografische Information der Deutschen Nationalbibliothek
Die Deutsche Nationalbibliothek verzeichnet diese Publikation in der Deutschen Nationalbibliografie; detaillierte bibliografische Daten sind im Internet über http://dnb.d-nb.de abrufbar.

2. Auflage Oktober 2010
1. Auflage September 2010

© Claudia Leandra König, München:
„Der Stress-Knigge" ISBN 978-3-8423-0616-5
„In Liebe trauern" ISBN 978-3-8391-9045-6
„Sex in der Neuen Zeit" ISBN 978-3-8391-5237-9
„Weg frei zum Gesund werden" ISBN 978-3-8370-7870-1

www.claudiakoenig.com
www.trainingsakademie.com

Herstellung und Verlag: Books on Demand GmbH,
Norderstedt, Deutschland, www.bod.de

Gestaltungshinweis:
Buchblock und Titelabbildung : Claudia Leandra König

Umwelthinweis:
Der Buchblock wurde auf säure-, holz- und chlorfreiem sowie
alterungsbeständigem Papier gedruckt.

ISBN: 978-3-8423-0616-5

Claudia Leandra König

Der Stress-Knigge

Raus aus der Falle

Inhalt

Teil 4: EMOTIONALER STRESS

Teil 5: SEELISCHER STRESS

Teil 6: NACHSCHLAG

Abkürzungsverzeichnis

EU	Europäische Union
DSW	Deutsche Stiftung Weltbevöl-kerung
OECD	Organisation für wirtschaftli-che Zusammenarbeit
RKI	Robert Koch Institut
UN	Vereinte Nationen
WHO	Weltgesundheitsorganisation

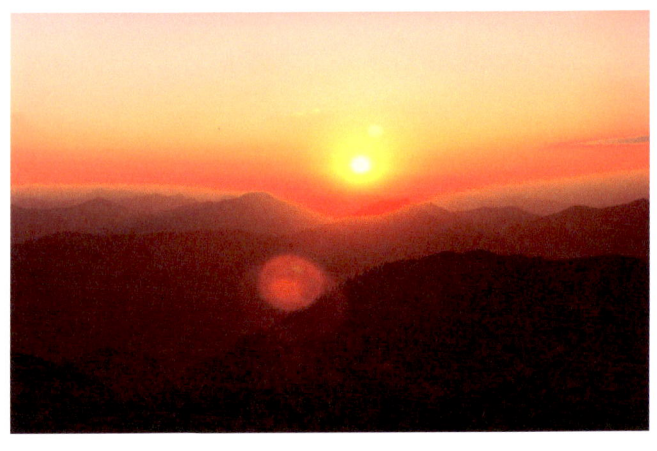

„Wenn du nicht bereit bist dich zu ändern,
kann dir nicht geholfen werden."
Konfuzius

Für ein zufriedenes,
glückliches und erfolgreiches Leben!

Vorwort

Die WHO sieht im Stress die größte Gesundheitsgefahr des 21. Jahrhunderts, so dass wir uns nicht wundern brauchen, wenn gar so viele Menschen darunter leiden. Beim Stress handelt es sich somit um ein elementares Thema, dass viele von uns betrifft. Es ist jedoch absolut kein Thema das folgenlos bleiben wird, wenn wir großzügig darüber hinwegsehen oder es mit Pillchen versuchen wegzukicken.

Stress hängt aus meiner Sicht nicht an einem einzelnen Hacken, sondern an einer Vielzahl unterschiedlich großer Hacken, die alle anders aussehen und sich folglich auch auf eine andere Art und Weise ziehen lassen. Das Supreme daran ist, dass alles zusammen wirkt und auch noch voneinander abhängig ist, so dass es einfach nicht ausreicht, sich ein paar Momente der Entspannung zu gönnen, wenn wir die Wurzel nicht erreicht haben. In diesem Werk habe ich daher diese einzelnen Hacken herausgefischt, damit wir sie bis auf die Wurzeln deutlich erkennen können und deren Zusammenhänge und Auswirkungen auf das menschliche System dargestellt. Verfeinert ist das Ganze mit etlichen kostbaren Wegen, die uns heraus aus dem Dschungel führen können, wenn wir das wollen.

Inspiriert und imponiert haben mich die Worte des russischen Präsidenten Dmitri Medwedew im Sommer 2010, die er zu seinen Mannen nach Ausbruch zahlreicher Brände im eigenen Land wählte: „... wir sind nicht hier um uns Honig ums Maul zu schmieren, sagt mir endlich was los ist…" So übernehme ich gerne diese Worte und werde nicht mit euch händchenhaltend und tatenlos zusehen, wie das Boot sinkt in dem wir uns befinden, sondern werde sehr klar und sehr direkt meine Auffassung über Stress und dessen Bewältigung darlegen.

Dabei kann ich auf eine reiche Palette persönlicher Erfahrungen zurückgreifen, hatte ich mich doch selbst über Jahre hinweg von einem Fleischwolf in den nächsten gestürzt. Das, meine Lieben empfand ich als alles andere als angenehm und so ist dieses Werk mein Beitrag dazu, dich nicht unbedingt vor dem Dilemma zu bewahren, sondern dir aufzuzeigen, dass das Leben trotz äußerer Stresssituationen auch einfacher, glücklicher und zufriedener zu händeln ist. Es wird allerdings so sein, dass du dafür aktiv etwas tun musst. Doch die Belohnung, die dir daraus winkt, lässt sich nicht mit Gold aufwiegen.

In diesem Sinne wünsche dir von Herzen viele nährende Erkenntnisse bei deiner Goldsuche!

Claudia Leandra König

Umgang mit diesem Werk

Nachdem 10 Zutaten noch lange kein gutes Essen machen, nahm ich diese Zutaten und bereitete sie für dich zu mundgroßen Häppchen auf. Herausgekommen ist ein Knigge, der uns Verhaltensempfehlungen auf ganzheitlicher Ebene darlegt, die uns helfen mit auftretenden Stresssituationen besser zu Recht zu kommen, als auch unterstützt, die auslösenden Stressoren gar positiv zu beeinflussen.

Dieses Werk konzentriert sich auf einen lösungsorientierten Weg und nicht auf eine problemorientierte Analyse. Wir wollen ins Licht um es der Einfachheit halber so auszudrücken und kümmern uns daher wenig um die Schattenseite, denn diese würden wir anziehen wenn wir uns zu sehr in ihr suhlen. Gesundheitliche Themen können auf vielen unterschiedlichen Wegen beleuchten, behandelt und bearbeitet werden. So habe ich mich entschlossen den Trampelpfad zu verlassen und aus globaler Perspektive die Thematik zu betrachten. Das ist dann in etwa so, wie wenn wir fünf romanische Sprachen flüssig sprechen können und dann leider mit unserem Firmen-Jet in einem Gebiet notlanden müssen, in dem nur Suaheli gesprochen wird und uns dann doch niemanden versteht. Außer wir haben ein Bilderwörterbuch dabei, das dann die globale Perspektive darstellten würde.

Bei den Ausführungen habe ich freihändig auf detaillierte Angaben aus Studien, Statistiken und dergleichen verzichtet, da diese stets auf ihrem

Entstehungsweg eine subjektive Prägung erhalten und daher an Aussagekraft einbüßen. Speziell bei dem äußerst lukrativen Gesundheitsbereich ist das so, denn dort, wo Geld in diesen Massen bewegt wird ist die Wahrheit lediglich Zaungast. Doch auch diese ist schlau: Sie sucht sich ihren Weg!

Das Buch ist in knapper Form spannend und auf den Punkt gebracht gehalten und enthält eingepackt in allgemeine Informationen und einen Nachschlag die elementaren vier Bereiche, die beim Thema Stress ineinandergreifen und doch absolut unterschiedlich in ihrer Ausprägung, Form und Behandlung sind: Im Einzelnen handelt es sich um die Bereiche Körper, Mentales, Emotionales und um die Seele.

Alles was du brauchst um dieses Buch zu lesen, ist Ehrlichkeit zu dir selbst und das Ablegen des automatisierten Denkens. Lese mit offenem Herzen, denn der Verstand ist ohnehin immer im Gepäck. Mein Gebrauch des „du" ist gewollt und beabsichtigt, um eine höhere Wahrscheinlichkeit zu erreichen, dass du dich auch wirklich angesprochen fühlst. Beim erstmaligen Lesen ist es sinnvoll, das komplette Werk zu lesen um die Zusammenhänge zu verstehen. Dabei kann es hilfreich sein, wenn du die für dich wichtigen Passagen für späteres zur Hand nehmen gleich markierst. Wiederholungen kommen vor und haben den einzigen Zweck, dich an Elementares zu erinnern. Bist du an einem Punkt angekommen, an dem du einen Widerstand spürst, solltest du das Buch eine Weile weglegen um es dann später umso sorgfältiger wieder in die Hand zu nehmen, da es an dieser Stelle einen Schatz für dich vergraben hat. Vertraue! Die zahlreichen Tipps, Hinweise und Empfehlungen sind jedoch nur dann hochwirksam und effektiv, wenn wir nicht darüber hinweg fliegen, sondern in ihnen tauchen.

Die Darstellung der ganzen Thematik kann sehr verblüffend, jedoch auch ernüchternd und recht anspruchsvoll für uns sein. Daher ist es unter Umständen sinnvoll, sich Hilfe von außen zu holen, insbesondere dann, wenn es ans Eingemachte geht – und das ist bei jedem etwas Anderes. Bei vielen ist das der mentale oder seelische Bereich, da der körperliche und emotionale Teil einfacher zu bearbeiten ist. Doch auch da ist jeder anders. Schaue was du brauchst, denn nur das ist für dich wichtig. Vermeiden wir, uns Hilfe von Familienangehörigen oder Freunden zu holen, denn diese sind mitunter überfordert, haben gar selbst einen Vorteil von unserem Stress oder sind blind gegenüber den Ursachen, da sie diese bei uns als gegeben hinnehmen.

Bedenken wir, dass Beschränkungen jeder Art die wir haben von Menschen gemacht sind – entweder von uns selbst oder von anderen Menschen. Das heißt aber auch, wir können das ändern und das sollten wir zumindest für den Zeitraum des Buchdurcharbeitens machen: Uns groß denken und uns groß fühlen!

15

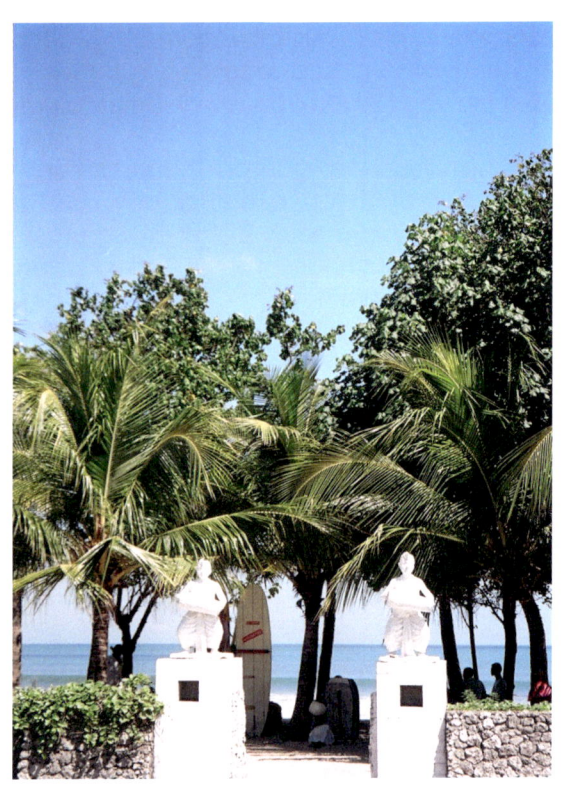

„Es gibt Wichtigeres im Leben als beständig
dessen Geschwindigkeit zu erhöhen."
Mahatma Gandhi

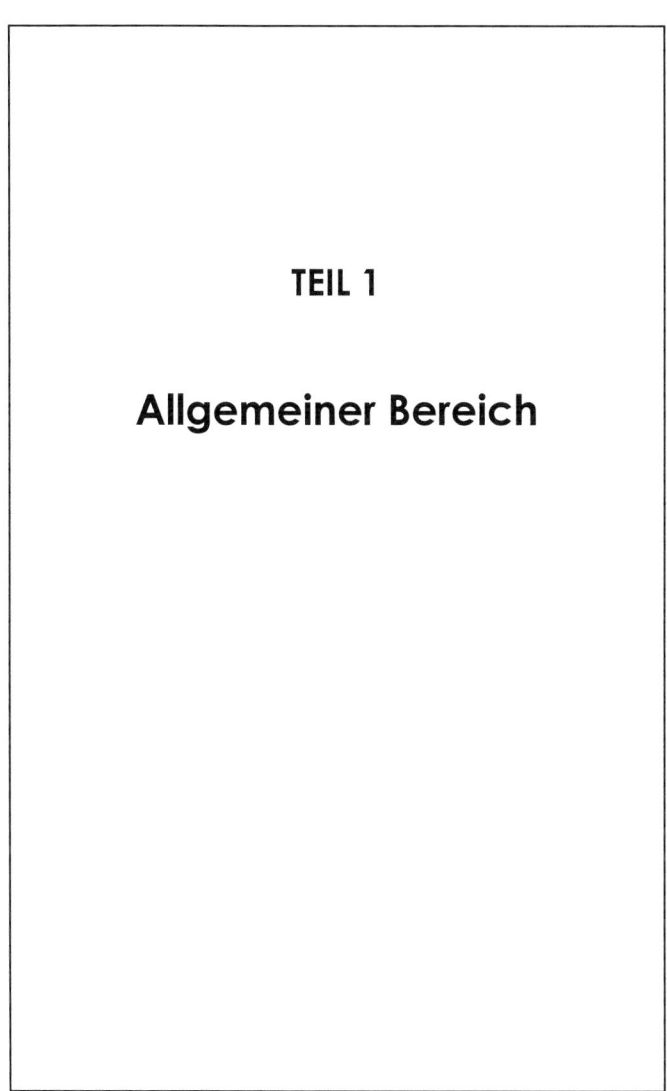

TEIL 1

Allgemeiner Bereich

Kapitel 1:

Begriffsdefinition

Stress im Allgemeinen

Die Definition ist kurz. Die dadurch entstehenden Folgen dafür umso katastrophaler. Stress ist eine Reaktion auf Reize (=Stressoren), die in uns etwas auslösen. Die Folgen davon sind großflächig am Menschen verteilt wahrzunehmen. Eine Stressreaktion, also eine Reaktion auf eine für uns anspruchsvolle Situation ist immer etwas sehr persönliches, etwas subjektives und daher von unserem Gefühlsempfinden abhängig, da jeder Mensch eine bestimmte Situation ja auch anders empfindet. Stress kommt in allen Bereichen des Lebens vor und hat unterschiedliche Auswirkungen, so dass er ein normaler alltäglicher Bestandteil geworden ist. Die Frage lautet also: Wie gehen wir damit um? Ginge es bei dem Themenbereich nur um die körperlichen Auswirkungen, dann wäre das Thema schnell abzuhandeln: Wir stellen einfach den Auslöser ab und schon geht es uns wieder blendend. Dass das nicht die volle Wahrheit ist, wissen wir von selbst.

Positiver Stress ./. Negativer Stress

Bewerten wir etwas, dann gibt es immer einen Pro- und einen Contra-Anteil. Nichts ist nur schlecht, genauso wenig wie Nichts nur gut ist. Das Intervall dazwischen macht die Dosis oder die Perspektive aus, aus der wir das Thema betrachten und das ist beim Stress nicht anders, auch wenn der positive Anteil daran eher winzig ist im Verhältnis zum negativen Anteil.

Positiver Stress (=Eustress)	Negativer Stress (=Disstress)
Überlebensnotwendig	Krankheitsanfälliger
Erhöhte Aufmerksamkeit.	Überspannung
Beste Leistungsfähigkeit.	Leistungsfähigkeit sinkt.
Wirkt positiv – auch bei längerem Vorhanden-sein.	Wirkt auf Dauer schädlich – erst recht bei längerem Auftreten.
Beispiel: Glücksmomente infolge motivierter Betätigung.	Beispiel: Erhöhte Unfallgefahr bei reizüberfluteter Tätigkeit.

Stressoren

Unter Stressoren verstehen wir die Auslöser einer Reaktion. Eine Reaktion folgt immer nach einem äußeren oder inneren Reiz und zeigt sich demzufolge früher oder später im außen oder inneren unseres Körpers. Stressoren sind vielfältiger Natur, mache kommen schleichend und andere dagegen mit der Eilpost.

Stressoren von innen	Stressoren von außen
Ängste	Tod des Partners
Perfektionismus	Finanzprobleme
Schlafentzug	Über- und Unterforderung
Verdrängte Gefühle	Lärm und Geruch
Langeweile	Reizüberflutung
Schlechtes Selbstmana-gement	Zu hohe Verantwortung
Zu wenig Entspannung…	Mobbing…

Kapitel 2:

Auswirkungen

Reaktion

Unser Urverhalten seit Menschengedenken ist un-
verändert geblieben: Wir reagieren bei Stresssituationen entweder mit Flucht oder mit Angriff. Beides
aktiviert sämtliche Reserven in uns und setzt dabei
als besonderes Gleitmittel Stresshormone frei, die
wiederum eine Kettenreaktion auslösen wie in etwa
das Anspannen der Muskulatur, Erhöhung des Blut-
drucks, schnellere Atemfrequenz und vieles mehr.
Durch den Abzug der Reserven fehlen diese nun
an anderer Stelle, so dass folglich die Immunabwehr, die Verdauungstätigkeit, die Konzentrations-
fähigkeit und auch die Sexualfunktion neben vie-
lem Anderen heruntergefahren werden.

Ein Goldberg als Erfolgshonorar

… wartet auf uns, wenn wir nicht lernen mit Stress umzugehen
und ihn zu bewältigen:

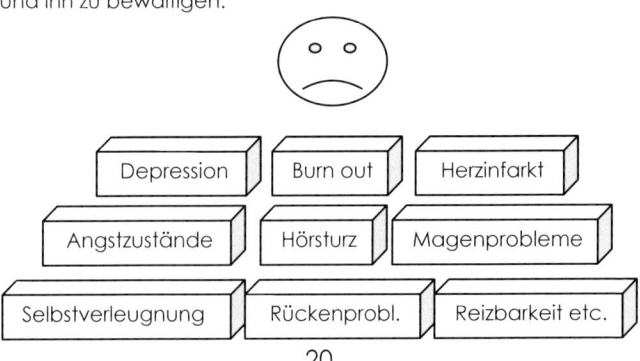

Das ganze System ist betroffen

Die Auswirkungen der Stressbelastung schlagen sich in allen Bereichen des wirtschaftlichen und persönlichen Lebens nieder. Auf Seiten der Wirtschaftsleistung gehen Milliarden flöten aufgrund von Produktionsausfällen, auf der anderen Seite ist der volkswirtschaftliche Schaden infolge der Krankenkosten und deren Folgen wie auch die steigende Frühberentung gar nicht mehr einzugrenzen, da die Auswirkungen auf viele Krankheits- und anderen Kostenarten verteilt ist.

Umfangreiches Zahlenmaterial bieten auch die großen Krankenkassen an, die jährlich einen Gesundheitsreport mit sehr detaillierten Angaben ihrer Mitglieder über Krankenstand, Berufsgruppen uvm. erstellen (z.B. Barmer GEK, BKK, DAK, TK). Wir konzentrieren uns jedoch nicht auf die Gruselgeschichten, sondern auf das, wo wir hinwollen – nämlich darauf, gesund zu bleiben bzw. zu werden, ansonsten könnte ja jemand auf die Idee kommen die Zahlen toppen zu wollen – in diesem Falle wäre das Nennen der Zahlen ja schon fast als Anleitung zum kollektiven Selbstmord zu sehen, indem wir wie ein Haufen devoter Häschen hintereinander in das Schlamassel hopsen. Das muss nicht sein! Denn das Heranziehen von Zahlenmaterial kann auch mal in die Hose gehen, wie wir an der Prognose für die Schweinegrippe gesehen haben, bei der sich lediglich 8 % der Deutschen haben impfen lassen.

Kapitel 3:

Der Mensch

Wir haben die Kraft und die Macht, unsere Zukunft besser und gesünder zu gestalten. Allerdings müssen wir dafür etwas tun und zwar jetzt! Wir sind alle gefordert eigenverantwortlich einen Richtungswechsel herbeizuführen und das Ruder herum zu reißen. Wir können das! Auch wenn es bedeuten mag, dass da einiges von uns zum Vorschein kommt, womit wir ganz und gar nicht gerechnet haben. Doch letztendlich geht es darum uns zu erkennen, wer wir wirklich sind und daran gibt es nichts zu rütteln.

Als Ausgangslage stehen unsere Karten gar nicht so schlecht. Wir haben das Beste bekommen, was die Evolution überhaupt zu bieten hat: Einen menschlichen Körper. Ihn und somit uns gibt es nur ein Mal. Wir sind einzigartig. Leider sind das unsere Ansprüche auch – und zwar einzigartig riesig. Das mental ungünstige an der Evolutionsgeschichte ist, dass wir unseren Körper nahezu umsonst bekommen haben. Müssten wir nämlich für unseren Körper wie für unsere Autos Leasingraten bezahlen, dann würden wir auch besser auf ihn aufpassen.

Zum besseren Verständnis habe ich ein Modell entworfen, aus welchen Anteilen der Mensch besteht und anhand dessen die Thematik rund um das Thema Stress in überschaubare Bereiche in den nachfolgenden Teilen aufgeteilt.

Der Mensch und seine Anteile

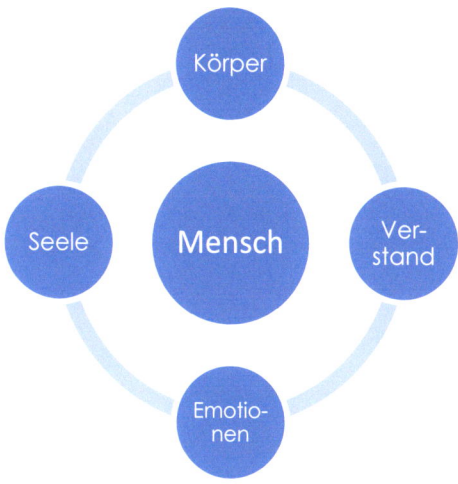

Wie wir an dem Modell erkennen können, bilden die Anteile eine Einheit. Sie gehören zusammen und können auch nicht selbständig alleine existieren. Die Teile greifen ineinander und sind voneinander abhängig, so dass der Stressprozess als ganzheitlicher Vorgang zu betrachten ist. Es reicht eben nicht aus, viel Grips im Kopf zu haben - wir brauchen auch das restliche Trio mit imaginärer Muskelkraft. Um runder zu werden müssen demnach alle Anteile einigermaßen gut funktionieren. Ein Auto mit einem Platten fährt ja auch nicht mehr bzw. nicht, ohne den restlichen Dreien mehr Last aufzubürden.

Die nackte Wahrheit

Liebe Leser,

ich habe zwei gute und eine schlechte Nachricht:

Ich freue mich mitteilen zu können, dass es eine Tombola geben wird und wirklich jeder ein großes Geschenk bekommen wird. Das war die erste gute Nachricht.

Die Schlechte ist: Es wird uns nicht gefallen, was wir bekommen. Die WHO warnte bereits im September 2007 vor einer möglichen Verdoppelung der Sterberate bis gerade Mal zum Jahre 2015, ausgelöst durch Krankheiten, die durch einen falschen Lebensstil entstehen. Nehmen wir hierzu die Fakten aus dem RKI, das mitteilt, dass jeder zweite Mann und mehr als jede dritte Frau im Laufe ihres Lebens an Krebs erkrankt und es ja auch noch andere gefährliche Krankheiten gibt, dann trifft es uns alle mit irgendetwas.

Die zweite gute Nachricht ist: wir können das beeinflussen, ganz sicher den Teil, der den Lebensstil betrifft. Konzentrieren wir uns daher auf ein langes, gesundes und glückliches Leben, achten auf uns und unsere Gesundheit und nutzen diese Chance. Es geht nämlich um nichts Geringeres als uns selbst!

Die zwei Menschensorten

	Kaltblüter	Heißblüter
Reaktion auf	Belohnung und gelockt werden *(=Zuckerbrot).*	Druck (macht sich auch eigenen) um sich zu motivieren *(=Peitsche).*
Konzentration auf	das, was sie erreichen wollen *(=Zieldenken).*	das, was sie nicht haben wollen *(=Problemdenken).*
Grenzen	Haben keine.	Haben viele.
Verantwortung	Schwach	Hoch
Emotionaler Standort	Außerhalb einer Situation.	Innerhalb einer Situation.
Gefühlswelt	Wenig Gefühl.	Viel Gefühl.

Die Einteilung ist wertfrei zu sehen. Sie zeigt jedoch eindeutig, dass die Herangehensweise an Themen konträr verläuft. Das Verhältnis der Sorten hält sich dabei die Waage.

Wollen wir die zwei Sorten auf den Stressprozess übertragen, dann brauchen Kaltblüter z.B. von außen Grenzen, da sie selbst keine haben. Das gilt auch für ihren Körper. Sie sehen erst dann dass ihr Körper eine Pause braucht, wenn der sich diese rigoros nimmt – und das gilt es zu vermeiden. Heißblüter dagegen haben zu viele Grenzen und trauen sich dadurch manche Dinge möglicherweise nicht so zu wie z.B. jemanden ein klares „Nein" zu geben und brauchen da möglicherweise rhetorische Kenntnisse. Aufgrund dessen, dass eine Sorte von uns auf Belohnung, die Andere auf Druck reagiert, habe ich den Spagat mit meiner Schreibweise versucht uns alle mit ins Boot zu holen. Das ist der Grund, wieso manches für den Einen möglicherweise etwas blumig klingt und für den Anderen wiederum zu provokant.

"Never ever give up" *(Gib niemals auf)*

… ist eine Botschaft von Nick Vujicic, einem begnadeten australischen Motivator. Bevor du weiterliest bitte ich dich einen Moment anzuhalten und dich ganz bewusst dafür zu entscheiden dein Leben selbst in die Hand zu nehmen. Nur du hast den Schlüssel dazu. Vertraue! Nimm dir einen Moment – ganz für dich alleine.

Dann kannst du gerne, falls es dir möglich ist, einen Clip von Nick Vujicic in YouTube ansehen und auf dich wirken lassen – er hat seit Geburt keine Arme und auch keine Beine.

> *„Wenn du etwas haben möchtest, was du noch nie hattest, wirst du wohl etwas tun müssen, was du noch nie getan hast!"*

TEIL 2

Körperlicher Stress

Kapitel 4:

Die 3 Säulen

Bewegung

Was passiert mit dir wenn du das Wort „Bewegung"
hörst? Ganz ehrlich. Ist es etwas Positives was dich
anzieht und möglicherweise gar Freude macht,
wenn auch durchaus erst nach Überwindung von
inneren Schweinehunden oder ist es etwas Negati-
ves, das du am liebsten weit weg von dir schiebst
um den Klos in deinem Hals nicht spüren zu müssen? Was es auch ist: Das bist du. Und was es auch
ist: Die Konsequenz, die durchaus auch sehr weit-
reichende Folgen haben kann, trägst auch du und
zwar ganz alleine. Entweder direkt oder indirekt
über die Krankenkassenbeiträge infolge Inan-
spruchnahme von Leistungen durch Bewegungs-
muffel.

Das wir Jobs haben, die viel mit Sitzen zu tun
haben, können wir nicht ändern. Verändern können wir jedoch, was wir als Ausgleich machen.
Geben wir uns eine Chance die Nr. 1 der Todesur-
sachen, die Herz- und Kreislauferkrankungen nicht
als erstrebenswertes Ziel anzusehen. Auch sind die
Rückenprobleme bereits in jungen Jahren nicht
gerade der Hit – sie bieten beste Voraussetzungen
für ein schmerzvolles Altern. Hier müssen wir etwas
tun, aufschieben hat außer Schmerzen nichts zu
bieten. Besser täglich einige Minuten bewegen als
zwei Stunden am Stück mit hängender Zunge pro

Woche. Das Gute ist, dass es für uns alle die passende Bewegungsart gibt. Wir müssen sie nur finden und gedanklich weg gehen von unseren negativen Erfahrungen und Prägungen, die wir in Bezug auf Bewegung haben. Dann fehlt noch eine Portion Motivation und es kann los gehen, denn wohltuende Bewegung ist immer ein nährendes Geschenk an unseren Körper!

Einige Krankenkassen bieten online Begleitung und zum Teil umfangreiche Programme an, wenn wir Unterstützung brauchen. Wer eine Erfolgskontrolle als Bestätigung braucht, der notiert sich am besten die Art und Zeit der Bewegung in seinem Kalender. Zudem brauchen wir nicht auf das Gesundheitssystem schimpfen, wenn wir selbst die Verursacher sind, die kräftig anschieben und dazu gibt es gleich mal eine Runde Kopfkino:

Stell dir vor, du bist Anfang 60 und bereits einige Jahre arbeitssuchend, da dich kein Arbeitgeber mehr haben will, denn die regelmäßig vielen Krankentage sind für manche Betriebe einfach nicht zu schultern. Zudem kann man auch nicht verbindlich auf dich zählen. Geldprobleme sind natürlich auch vor der Türe, da die Behandlungsmethoden, die dir helfen können nicht von der Kasse bezahlt werden usw. – wie klingt das? Okay, zugegeben, das ist Fiktion. Die Realität ist nämlich noch viel schlimmer: Gehe in ein Krankenhaus und lasse die Atmosphäre auf dich wirken oder gehe im Urlaub in ein Elendsviertel.

> **Bewegungsarten** *(siehe auch unter Entspannung)*
> auf dem Boden
> ⊗ Ballspiele (Volleyball, Basketball, Badminton, Hand-
>   ball, Hockey) Fußball, Gerätetraining, Golf, Gym-
>   nastik, Inline-Skaten, Joggen, Kampfsport (Aikido,
>   Boxen, Judo, Ju-Jutsu, Karate, Taekwondo, Thaibo-
>   xen), Klettern, Krafttraining, Nordic Walking, Radfah-
>   ren, Reiten, Spazierengehen, Squash, Tanzen, Ten-
>   nis, Trekking, Walken
> im Wasser
> ⊗ Aquagymnastik, Rudern, Schnorcheln, Schwimmen,
>   Surfen, Tauchen, Wasserski
> im Winter
> ⊗ Alpin, Langlauf, Schlittschuh, Schneeschuhwandern,
>   Snowboard

Ernährung

Wir können immer nur so gut sein, wie das Futter, das wir oben einwerfen, so viel ist uns meist schon klar. Auch der Spruch „Du bist was du isst" verfehlt bei genauerer Betrachtung seine Wirkung nicht.

Allem voran erfolgt beim Thema Ernährung eine kritische Betrachtung unseres mit Wohlstand, Kraft und Stärke falsch suggeriertem Fleischkonsums. Um an Fleisch zu kommen müssen wir Tiere töten, wo-bei es friedliches Töten nicht gibt. Wird ein Tier ge-tötet, dann löst der Vorgang immer heftige Gefüh-le aus, die sich am Fleisch festbeißen und die wir dann mit speisen, wenn wir Fleisch essen. Je mehr Fleisch wir essen, desto auffallend aggressiv wer-den wir, da uns z.B. die Energie der Panik vorm Ab-schlachten anstachelt, um es der Einfachheit halber mal so auszudrücken. Das Umweltbundesamt rät ohnehin zu Fleischverzicht aufgrund der hohen Umweltbelastung, die durch die Fleischproduktion entsteht. Hervorgerufen wird das durch das Pupsen der Tiere, mit dem das umweltschädigende Methangas ausgestoßen wird. Je weniger Fleisch wir essen, desto weniger Schlachttiere müssen gezüchtet werden – folglich würde der Methangasausstoß stinken. Die UN ergänzt zudem, dass die Erde 12 Milliarden Menschen ernähren könnte wenn Gleichmäßigkeit bei der Verteilung Regel Nr. 1 wäre. Das dies nicht so ist sehen wir daran, dass wir momentan etwa schlappe 6,9 Milliarden Menschen sind und alle 5 Sekunden ein Kind stirbt, weil es einfach nicht genug zum Essen bekommt! In die gleiche Kerbe der Empfehlung auf Fleischverzicht hauen einige Studien die zum Schluss kommen, dass Menschen die sich vollwertig und mit frischer Kost ernähren ein geringeres Risiko haben an Depression zu erkranken.

Ein weiterer erwähnenswerter Gesichtspunkt mit weitreichenden Auswirkungen auf unseren Körper sind die energetischen Veränderungen auf unserem Planeten. Selbst Wissenschaftler verfolgen die Veränderung z.B. die der Pole mit regem Interesse und durchmischt mit vielen Rätseln. Damit ist in erster Linie nicht das Abschmelzen der Pole gemeint, sondern die energetisch magnetischen Verschiebungen, die man mit hochempfindsamen Geräten erkennen, aber wissenschaftlich (noch) nicht erklären kann. Was hat das nun mit der Ernährung zu tun? Nachdem die Erde ihre Schwingung erhöht (was äußerst positiv ist) müssen wir Menschen zwangsläufig mitziehen, da wir ja hier auf der Erde wohnen. Im Klartext bedeutet das: Schwingt unser Körper höher, dann brauchen wir auch höher schwingende Nahrung und Fleisch fällt da gnadenlos durch. Tierische Produkte, allen voran die erste Reihe der Wertschöpfung, also Fleisch, Fisch und Insekten schwingen am niedrigsten. Produkte der zweiten Reihe der Wertschöpfung, also alle restlichen tierischen Nahrungsmittel wie Wurst, Milch, Ei, Käse, Sahne, Joghurt, Butter etc. schwingen am zweitniedrigsten. Dies alles hat zur Folge, dass wir diese Nahrungsmittel in dem Umfang wie wir sie bisher in uns hineinstopfen nicht mehr vertragen werden und so steigen auch die Nahrungsmittelunverträglichkeiten und Nahrungsmittelallergien großzügig in diese Richtung an. Leicht dagegen schwingen pflanzliche Produkte wie Obst und Gemüse. Das ist dann in etwa so wie mit dem Treibstoff für Autos zu sehen: Wir schütten ja auch keinen Diesel in einen Formel-1-Wagen, da uns der dann womöglich vor die Füße kotzen würde – oder so ähnlich.

Zu guter Letzt eine Information, die kein Kompliment sein soll: wir werden immer süßer! Das bedeutet, dass unser pro Kopf Zuckerverbrauch in den letzten Jahren erheblich gestiegen ist. Viele Lebensmittel enthalten bereits von Natur aus viel Zucker (Obst=Fruktose, Milchprodukte=Laktose, Kohlenhydrate=verschiedene Zucker bzw. Saccharide). Unser Körper braucht im Normalfall also nicht noch zusätzlich Zucker und mag die Darbietung auch noch so schön drapiert sein. Ernähren wir uns z.B. von Fertigprodukten oder Konserven denen zusätzlich Zucker zugesetzt wurde (selbst in einem Glas Essiggurke ist ein Zuckergemisch enthalten), kann das bedeuten, dass uns das einfach zu viel wird und wir dann mit einer Zuckerallergie reagieren. Ja, so etwas gibt es auch. Manche Menschen haben sie ohne es zu wissen und wundern sich, wieso ihr Körper auf einmal so seltsam reagiert. Zudem wirkt Zucker (wie auch alle anderen sauermachenden Lebensmittel) energiehemmend auf das Herz und das funktioniert so: Durch konsumieren von Zucker entsteht in unserem Körper Säure. Diese Säure macht uns sauer und sauersein schließt das Energiezentrum des Herzens.

⟩ Tipps & Hinweise:

Empfehlungen	Anmerkungen
Ayurveda- oder 5-Elemente-Küche ausprobieren.	Macht nicht bzw. nicht so schlapp nach dem Essen.
Diätprodukte überdenken (auch Süßstoff).	Stufenweise Abschaffung, da nutzlos + bedenklich.
Kaffeekonsum überdenken.	Kaffee in Massen schadet erheblich mehr, als er positiv wirkt.
Gründlich Kauen.	Hilft der Verdauung.
Kräuter und reine Gewürze verwenden.	Ersetzen künstliche Würzmittel und dergleichen.
Körpergewicht überdenken.	Körperfülle ist u.U. durch Medikamente bedingt.
Milchprodukte mäßig essen.	Verschleimung des Körpers.

Empfehlungen	Anmerkungen
Langsam essen.	Schnellere Sättigung und besser für die Verdauung.
Nicht zu kalt und nicht zu heiß essen und trinken.	Das strengt den Körper am wenigsten an.
Nicht zu spät essen.	Körper braucht Zeit vor allem für die nächtliche Fettverbrennung.
Obst nicht mit Milchprodukten kombinieren.	Kann der Magen nicht so gut verdauen.
Rohkost soll nur der essen, der es verträgt.	Verzicht auf Verzehr spätnachmittags und abends.
Weniger Fleischkonsum	Ist gesünder, tier- und umweltfreundlicher.
Weniger Süßkram und Zucker.	Nur 1% der Kakaobohnen die für unsere Schokolade benötigt wird stammt aus fairem Handel. Dieser Hinweis als Rutschbremse.

Nicht nur das Essen ist von Bedeutung für unser Wohlbefinden, sondern auch das Trinken. Der Stoffwechsel und der Temperaturausgleich unseres Körpers kann nur dann funktionieren, wenn wir genügend trinken. Trinkmuffel gibt es so viele unter uns, dass es von Vorteil ist, wenn wir uns einen festen Rhythmus einfallen lassen, z.B. eine Flasche pro halber Tag muss leer sein – und diese Flasche am Arbeitsplatz in das direkte Blickfeld stellen oder an einen Platz der oft von uns frequentiert wird. Trinken sollten wir ausreichend, ein Richtwert liegt bei rund 2 Litern am Tag, vorzugsweise kohlensäurearmes oder –freies Wasser.

Entspannung

Wir Menschen sind schon eine selten interessante Gattung: Wir lassen zu, das Andere uns demütigen, beleidigen, ausbremsen und bisweilen auch für dumm verkaufen. Wollen wir diese ausgesprochen großzügige Haltung jedoch auch für etwas Wohlwollendes nutzen, z.B. um uns zu entspannen, dann leiden wir an globaler Amnesie und lassen es nicht zu, dass sich etwas so Angenehmes entfalten kann.

Auch wenn manche meinen bei dem Wort „Entspannung" handle es sich um ein Fremdwort, das nicht übersetzt und schon gar nicht in seiner Bedeutung erfasst werden kann, so wird dieser jetzt möglicherweise aufatmen können. Entspannung meine Lieben ist ein natürlicher Zustand, den wir alle kennen und in uns haben. Er ist nur meist so zugeschüttet mit unserer Hyperaktivität, das wir ihn nicht erkennen können. Doch erst ist da, ganz sicher. In unserem Eifer der Aktivität vergessen wir, dass Entspannung nur dann funktioniert, wenn wir es zulassen, wenn wir loslassen, wenn wir uns erlauben uns hängen zu lassen wie ein Rüssel am Elefanten hängt. Wir brauchen nichts tun, wir dürfen uns einfach nur hingeben. Hingabe hat nichts mit Leistung zu tun, sondern mit geschehen lassen und hier haben manche ein Thema damit. Sie können ihre Kontrolle nicht abgeben, weil sie möglicherweise Angst haben und nicht vertrauen können oder soll ich sagen nicht vertrauen wollen? Daher ist meine Empfehlung: <u>Gehen wir in das Vertrauen</u>, erlauben wir es uns und schon kann es losgehen.

Jeder entspannt anders. Nicht jeder muss dazu seine Grenzen aktiv durch Bewegung soweit ausdehnen bis der Arzt kommt. **Im Übrigen können wir uns in nahezu jeder x-beliebigen Situation entspannen.** Alles was wir dabei tun müssen, ist das jeweilige Betätigungsfeld so umzuprogrammieren, das z.B. bügeln, Mails beantworten, einen Autoreifen montieren, einen Plan zeichnen usw. entspannend ist. Probieren wir es aus: Entspannen wir uns während der Arbeit. Sagen wir uns innerlich während wir die Arbeit ausführen, es ist entspannend für uns. Zu einfach? Dann kannst du auch gerne in der Businessklasse nach Südamerika fliegen, auf einen abgelegenen Berg klettern den du nur durch eine zweitägige holprig gefährliche Busfahrt erreichst und dort die Löffel hängen lassen – vielleicht ist das dann umständlich genug, das du dich entspannen darfst? Beachte bei dieser Umprogrammierung, dass nicht alles als entspannend eingeteilt wird, denn zum Ausgleich brauchen wir ja auch Spannung und Herausforderung, so dass die Waage wieder ihr Gleichgewicht hält, ansonsten besteht die Gefahr der Langeweile. Wir geraten oft in Stress, da wir meinen x Stunden am Tag arbeiten zu müssen und dann auch noch entspannen sollen. Das ist dann folglich für uns negativ belegt und mit dem Leistungsgedanken durchtränkt und klappt dann auch nicht. Beides ist gleichzeitig möglich wie soeben beschrieben – es liegt an uns!

Feste Gewohnheiten und Zeiten können uns unterstützen bei unserem Turnus zu entspannen. Und: Besser Pausen einlegen, bevor wir müde werden und dabei eine kleine Atempause einlegen, einen Blick aus dem Fenster werfen, eine bewusste Trinkpause, einen Gang zur Toilette oder zum Kopierer machen.

Ganz besonders beim Thema „Entspannung" gilt: Neugierig und aufgeschlossen sein und sich zu nichts zwingen. Es gibt für jeden Menschen die passende Entspannungsmethode oder Form. Und: Lass es zu, dich zu erobern und deine volle Aufmerksamkeit zu fesseln.

Entspannungsmethoden *passiv*

Methoden	Hinweise
Floating	Schwereloses Treiben im warmen Wasser – meist in einem Tank.
Klangschalen-Massage	Klangschalen werden auf den bekleideten Körper gestellt und angeschlagen.
Massage kräftig	z.B. Thaimassage
Massage sanft	Lomi Lomi, Ayurveda, Wellness, Aroma, Hot Stone.
Reiki	Hände werden auf den bekleideten Körper aufgelegt und Energie fließt. Diese Methode kann man auch lernen.
Rolfing	Massage für die Struktur. Z.B. Rücken und Haltung.
Sauna	Heiß für „Aktive", Bio für „Sanfte".

Methoden	Hinweise
Shiatsu	Entspannung durch geziel-ten Fingerdruck.
Wasser-Shiatsu	Sanftes Bewegt werden im warmen Wasser.
Weitere: z.B. Fernsehen, Fotografieren, Musik und Konzerte, Kino, Ruhe gönnen usw.	Manche entspannen doppelt gut, wenn sie in Gesellschaft sind.

⋙ Entspannungsmethoden *aktiv* ohne Vorlaufzeit

Methoden
Gartenpflege, Geschicklichkeitsspiele machen, Malen, Meer zusehen und –hören, Natur betrachten, Puzzeln, Radfahren, Rätseln, Spaziergehen bei jedem Wetter, Tiere beobachten, Wandern, usw.

⋙ Entspannungsmethoden *aktiv* mit Vorlaufzeit

Methoden	Hinweise
Autogenes Training	Auf Beeinflussung basie-rende (Kopf-)Technik.
Feldenkrais	Körperorientierte Bewe-gungsform.
Lu Jong - tib. Heilyoga	Intensive Bewegungs-übungen.
Meditation	Geist frei machen durch ruhige oder aktive Medi-tation.
Pilates	Ganzkörper-Muskel-training.
Progressive Muskelent-spannung	Wechsel zwischen Mus-kelanspannung und Mus-kelentspannung.

Methoden	Hinweise
Qi Gong	Meditative Bewegungs-form.
Thai Chi Chuan	Schattenboxen mit lang-samen fließenden Bewe-gungen.
5 Tibeter	Abfolge von 5 Bewe-gungsübungen für Körper und Geist.
Yoga	Bewegungen und Stellun-gen unter Einbezug von Atem und Pausen. Es gibt verschiedene Richtungen.
Weitere: z.B. Musizieren, Trommeln, Tanzen, usw.	

Manche Techniken kann man sich auch alleine zu Hause per DVD oder CD aneignen. Nur unser Per-fektionsanspruch meint, wir brauchen mindestens einen Kurs bevor wir ermächtigt sind etwas auszu-üben. Wenn das so ist, dann bekommt ihr hiermit alle freihändig von mir die Ermächtigung dazu. Im Entspannungsbereich ist es durchaus so, dass manche Techniken nie zu Ende gefeilt werden, da ja bekanntlich der Weg das Ziel ist.

▷ Entspannungsmethoden **extremaktiv** *mit* Vorlaufzeit

Hinweise
Alles was unsere volle Aufmerksamkeit fordert und einen gewissen Reiz in uns auslöst und das kann sehr unterschiedlich sein. Bei den Extrem-Themen ist darauf zu achten, diese in einer sehr kurzen Dauer zu „genie-ßen" und große Pausen dazwischen zu planen, da sie sonst kontraproduktiv wirken!

Kapitel 5:

Einflüsse

Außenansichten

Würden wir Menschen in der 1. Welt uns die Menschen in der 3. Welt zum Vorbild nehmen, dann hätten wir eine gerade Körperhaltung und würden gepflegte Kleidung tragen – zumindest ein Großteil der ärmeren Länder geht hier auffallend vorbildlich voraus – wir leider nicht hinterher.

Haltung

Eine gesunde und gerade Körperhaltung bedingt ein harmonisches Zusammenspiel zwischen Muskeln, Knochen und Bändern. Bei den meisten von uns klingt das Ganze jedoch nicht harmonisch, sondern ist durchsetzt mit falschen Tönen. Grund hierfür ist unser Mangel an Bewegung – Menschen in der 3. Welt haben diesen Mangel bekanntlich nicht.

Das Prozedere wird noch verschärft, wenn wir aufgrund mangelnder oder falscher Bewegung körperliche Beschwerden haben und uns dann erst recht nicht mehr bewegen (obwohl es möglicherweise besser wäre) oder eine Fehlhaltung einnehmen. Haben wir dauernd eine nach vorn gebeugte Affenhaltung, werden unsere Organe in ihrem Wachstum und ihrer Arbeit empfindlich gestört, das allerdings nicht ohne Folgen bleiben wird.

- Dynamisches Sitzen und Stehen, d.h. Stellungen und Positionen verändern. Es gilt langes Verharren in starren Haltungen wegen Gesundheitsschäden (gerne im Knorpelbereich) zu vermeiden. Wer will schon gerne zwei neue Knie und neue Hüften, wenn es sich vermeiden lässt.

- Bei sitzenden Arbeiten: Passt Stuhl- und Tischhöhe zusammen? Stuhl mit Armlehne ist besser als ohne. Wenn PC seitlich am Tisch steht, dann regelmäßig Seite wechseln. Entlastend können auch Tischpulte und Fußstützen sein. Regelmäßig aufstehen und zwischendurch mal dehnen und strecken.

- Auch bei sitzender, aber vor allem bei stehender Tätigkeit gilt: Auf passendes und gesundes Schuhwerk achten.

- Entspannungsmethoden wie Yoga, Thai Chi etc. helfen uns für eine gute Haltung.

- Rolfing ist eine Methode, die uns bei Haltungsproblemen unterstützt.

Kleidung

Wir leben in einem Land des Überflusses und so gibt es für jeden die passende Kleidung. Auf Kleidung aus dem Discounter sollten wir jedoch verzichten, denn dass eine Hose für € 5 nicht unter humanen Bedingungen hergestellt werden kann versteht sich wohl von selbst. Kleidung, die einengt, zu groß ist, bei der wir dauernd etwas halten oder zurechtrücken müssen oder leicht schwitzendes Material hat, kann Stress auslösen. Wenn Schutzkleidung vorgeschrieben ist, dann diese auch tragen. Wer im Freien arbeitet soll im Sommer auf ausreichend Sonnenschutz und Kopfbedeckung achten und zur etwaigen Abkühlung in einem Fluss sich vorher kurz nass machen – vor allem wenn Alkohol ein Mitspieler ist. Die Todesfälle sprechen Bände. Den Körper stresst zudem, wenn wir nicht richtig sehen und auch nicht richtig hören können. Selbst Kinder tragen Brillen und Hörgeräte, auch um wieder Anschluss zu bekommen. Wir müssen ja nicht unbedingt so lange mit einem Hörgerät warten wie Bill Clinton, ehemaliger Präsident der USA, indem die große Öffentlichkeit das ausgedehnt mitbekommt.

Biorhythmus

Unter Biorhythmus verstehen wir den Takt unserer inneren Uhr. Diese innere Uhr funktioniert unabhängig von äußeren Umwelteinflüssen und unterliegt rhythmischen Schwankungen. Dabei gehen wir von 3 unterschiedlichen Rhythmen aus:

Dem Schlaf-Wach-Rhythmus (tägliche Wiederholung des Zustandes), dem 90-Minuten-Rhythmus (unser Leben hat einen 90-minütigen Takt) sowie den Monats-Rhythmus (dieser hat wiederum drei Phasen und sagt wann wir monatlich Hochs oder Tiefs haben und erhält man am besten als Grafik z.B. unter www.biorhythmus-online.de).

Hinweis zur Begriffsverwendung: Lediglich der letzte Rhythmus wird als Biorhythmus bezeichnet und ist wissenschaftlich nicht belegt. Die restlichen dagegen schon und heißen „Chronobiologie". In der Praxis heißen jedoch alle Biorhythmus.

Bedeutender für uns sind jedoch die Schwankungen, denen wir **täglich** ausgesetzt sind. Dabei zeigt sich tendenziell folgendes Bild:

Zeitraum	Hoch ./. Tief	Empfehlung
morgens vor 9^{00}	Leistung niedrig, da erst am anlaufen. Tag langsam beginnen!	Körperliche und geistige Anstrengung vermeiden.
9^{00}	Immunabwehr am niedrigsten.	Meiden, was krank macht.
9^{00} - 12^{00}	**1. Leistungshoch** darin Intensivphase: 10^{00} - 12^{00} darin Kurzzeithoch: 9^{00}-11^{00}	**Beste Zeit** für Alles, was große Aufmerksamkeit erfordert.
13^{00} - 15^{00}	*Mittagstief* darin Talphase: 13^{00} - 14^{00}	Pause machen, leichte anspruchslose Arbeiten machen.
ab 14^{00}	Schmerzempfindlichkeit niedrig.	Schmerzhafte Termine gut z.B. Zahnarzt.
15^{00} - 18^{00} *(max.19^{00})*	**2. Leistungshoch** darin Intensiv- und Langzeitphase: 16^{00} - 17^{00}	Verhandlungen gut, da Sprachfähigkeit am höchsten. Lernen, was man auf Dauer braucht.
ab ~ 18^{00}	Langsamer Leistungsabbau.	Tag zufrieden abschließen.
20^{00}	Immunabwehr am höchsten.	Gut für publikumsintensive Termine.

43

Als Tagesfahrplan gilt somit: Das Aufmerksamkeits-hoch zwischen 10^{00} und 12^{00} sollte nicht vergeudet werden. Pausen machen ist sinnvoll bevor wir mü-de werden und spätestens im intensiven Mittags-loch zwischen 13^{00} und 14^{00} Uhr. Einen Versuch da-nach den Alltag einzuteilen wäre das zumindest wert. Die meisten Menschen unterliegen diesem Schema.

Als Abweichler sind Lerchen (=Frühaufsteher) und Eulen (=Langschläfer) zu sehen: Lerchen ha-ben ihr Tageshoch um 11^{00} Uhr und Eulen um 15^{00} Uhr und schlafen folglich auch zu anderen Zeiten. Bei Schichtarbeitern wird das Ganze sowieso über den Haufen geworfen. Diese sollten aus diesem Grund einen etwaigen lebenslänglichen Turnus überdenken.

Schlafen

Auf der einen Seite sprechen, forschen und analysieren wir so viel über das Schlafen, dass wir fast vergessen es einfach zu tun. Auf der anderen Seite schenken wir den Umständen, die für einen gesunden Schlaf notwendig sind keine gebührende Aufmerksamkeit, so dass wir uns nicht wundern brauchen, dass es nicht klappt. Das Ganze wird auch noch damit verschärft, dass wir nicht genug und auch nicht richtig schlafen.

Was bedeutet gesunder Schlaf

Allgemeine Regeln, die für alle gelten gibt es nicht. Ein gesunder Schlaf ist immer von den persönlichen Umständen und Gegebenheiten abhängig. Als Schlafdauer gibt das Statistische Bundesamt 6 bis 9,5 Stunden für einen Erwachsenen an und jeder wird sich aufmerksam selbst beobachten dürfen um herauszubekommen, mit wie viel Schlaf er sich am besten erholen kann. Wenn wir noch müde sind wenn der Wecker läutet, dann war er wohl zu wenig. Während des Schlafens gibt es unterschiedlich intensive und lange Schlafphasen, wobei Schlaf um Mitternacht und zwischen 3°° und 4°° Uhr besonders gut ist, da z.B. bei letzterem Zeitraum besonders viele Tiefschlafphasen enthalten sind.

Schlafhygiene räumlich

⊗ Raum: Ausreichender Platz für das Bett, keinen Fernseher, kein Telefon, keinen Computer oder Schreibtisch. Wenn nicht anders lösbar, dann all dies in eine Ecke stellen und mit einem Raumteiler verdecken. Wenn die Luft zu trocken ist, z.B. im Winter wegen dem Heizen, dann ggf. Luftbefeuchter besorgen.

⊠ Passende Bettgröße und Art. Manche bevorzugen Wasserbetten und können besser schlafen.

⊠ Hochwertige Matratze! Wieso soll nur der Autositz super geformt oder gar beheizbar sein und die Matratze darf dafür durchgelutscht sein? Auch Matratzen müssen erneuert werden.

⊠ Die Bettwäsche sollte aus atmungsfähigem Material sein und regelmäßig gewaschen werden.

⊠ Personen mit Magenproblemen schlafen ggf. mit hochliegendem Oberkörper besser und sollten Medikamente mit Acetylsalicylsäure überdenken.

⊠ Empfehlenswerte Raumtemperatur: 16 - 18°

Schlafhygiene persönlich

Tagsüber

⊠ Pausen machen.

⊠ Psychische Belastungen klären und lösen.

⊠ Sei gut zu dir und zu anderen.

⊠ Koffeinhaltige Getränke nach 14°° Uhr vermeiden, da deren Abbau noch 14 Stunden nachher nachgewiesen werden kann.

Abends

⊠ Als Schnitt zur Arbeit Kleidung wechseln.

⊠ Abendessen spätestens zwei bis drei Stunden vor dem Bettgehen. Gut wäre zwischen 18°° und 19°° Uhr, auch für den Verdauungsvorgang. Aber nicht hungrig ins Bett gehen – dann lieber noch z.B. eine Banane essen.

⊗ Rauchen, Trinken von Alkohol und sehr aktiven Sport am besten nach dem Abendessen einstellen. Das bringt den Kreislauf durcheinander bzw. aktiviert ihn.

⊗ Nicht bis zum Schlafengehen aufregende Filme anschauen – diese Aufregung nehmen wir mit in den Schlaf.

⊗ Trinken einschränken und Blase vor dem Bett gehen nochmals leeren.

Schlafritual

1. Schlafzimmer lüften und am besten Fenster gekippt lassen.

2. Mache das, was dir gut tut: Entspannende Musik hören, eine Tasse Melissentee auf dem Balkon trinken etc. – finde deine eigene Ritualistik, denn Rituale sind förderlich für einen guten Schlaf. Gehe zufrieden ins Bett.

3. Raum abdunkeln oder Schlafbrille benutzen (Letzteres auch gut um Vorgänge „auszusperren").

4. Wenn laute Umgebung, dann Ohrstöpsel nutzen.

5. In etwa regelmäßig zur gleichen Zeit ins Bett gehen und auch aufstehen. Jedoch nur dann ins Bett gehen, wenn du auch müde bist.

6. Im Bett nur schlafen oder Sex machen.

7. Wenn du länger wach liegst, dann aufstehen und entspannen! Nichts erzwingen wollen.

8. Lege Block und Stift bereit. Kommen quälende Gedanken kannst du sie notieren – somit gehen sie nicht verloren und du brauchst sie dir nicht merken.

9. Den Morgen mit ein paar Schritten im Freien beginnen und sich auf den Tag freuen.

Sexualität

Die Sexualkraft ist die stärkste Kraft, die wir haben und die sollten wir nutzen und nicht verschenken. Doch gilt auch ganz klar zu sagen: Sie wirkt nur dann heilsam, ausgleichend und entspannend, wenn wir sie so leben, das sie uns nicht schadet. Schmerzen, die uns über die Sexualität zugefügt werden, verheilen am schwersten und brauchen am längsten beim Abheilen im Verhältnis zu anderen Ursachen von Krankheiten und Befindlichkeitsstörungen. Das ist auch dann der Fall, wenn wir aufgrund großen Stresses gar nicht mehr in der Lage sind uns sexuell zu betätigen.

> *Tipps & Hinweise:*

⊗ Vergessen wir alles, was wir bisher über Sexualität gehört haben. Der Wahrheitsgehalt ist so gering, dass wir getrost alles als gelogen bewerten können.

⊗ Finden wir unsere eigene natürliche Sexualität. Entdecken wir uns neu. Dabei ist wohl dieser Satz ganz hilfreich: „Lieber mit einem alten Partner neue Dinge ausprobieren, als mit einem Neuen alte Fehler wiederholen." Oder dieser ernüchternd: „Hätte ich für meine Sexualität genauso viel getan wie für einen neuen Job, dann wäre ich da auch erfüllter."

⊗ Akzeptieren wir, dass sich das Sexualverhalten mit dem Alter verändert!

⊗ Sex senkt das Herzinfarktrisiko, stärkt das Immunsystem und lässt uns rund sieben Jahre jünger aussehen weiß eine englische Untersuchung.

- Sex macht Stress, wenn mit junger Partnerin, durch Seitensprung oder in fremder Umgebung geschieht sagt eine Studie in Rochester.
- Paare die mindestens zwei Mal die Woche Sex haben, sind entspannter und frei von Stress stellt eine Studie in Göttingen fest.
- Risikofaktoren für Herzinfarkt gehen mit gestörter Sexualität einher mag ein Arzt verlauten.
- Verändern wir unsere Glaubenssätze wenn wir z.B. diese haben: „Sex nur dann wenn…" oder „Sex ist schmutzig", denn mit so einem Stein am Bein kann man keine Höhen erklimmen.
- Sich sexuell und lustvoll fühlen können wir jederzeit. Hilfreich kann dabei sein, wenn wir in unserem Kopfkino frühere Erfahrungen herholen und nachfühlen. Wie Gefühle im Allgemeinen entstehen siehe Kapitel 11.
- Wenn Viagra genutzt wird, dann mit dem Arzt absprechen (bzgl. der Nebenwirkungen und möglicher Kollision mit anderen Medikamenten) und eine sichere Kaufquelle benutzen (Gefahr durch Plagiate). V. soll keine Endlösung sein.
- Nach meinen Erkenntnissen stellt bei Gesunden primär ein Trio die Verursacher von Problemen dar, die dynamisch zusammenwirken: Körperliche Thematik (Abhilfe durch Fitness), mentale Ursache (Abhilfe z.B. durch Ausmisten alter Glaubenssätze in einem Coaching) **und** karmische Ursachen (siehe Kapitel 16). Letzteres findet aufgrund unbegründeter Vorurteilspaletten zu wenig Beachtung. Schade eigentlich. Trutz Hardo hat hier ein aufschlussreiches Buch verfasst (siehe Literaturempfehlungen).

Umweltbelastungen

Lärm

„Zu einem intensiven Arbeitstag gehören auch Momente der Ruhe", so die Worte von Minister Söder, die er im November 2009 anlässlich der Einweihung eines „Raumes der Stille", den es nun in seinem bayrischen Umweltministerium gibt, sprach.

Lärm macht krank! Dabei übersehen wir gerne, dass das Ohr zwar akustisch betroffen ist und womöglich in seiner Leistungsfähigkeit beeinträchtigt wird, doch die größten Auswirkungen des Lärms liegen nicht im Ohr selbst, sondern in der Störung unseres Stresshormon-Haushaltes. Selbst dann ist für uns ein Geräusch belastend, wenn der Lärm nicht schon von sich aus eine gewisse dB (=Dezibel) erreicht hat, sondern wenn er subjektiv von uns so wahrgenommen wird, denn nicht jedes Geräusch, das uns stresst ist auch laut.

⟩ *Tipps & Hinweise:*
- ⊗ Geräusche minimieren: Geräte austauschen, Fenster schließen, Ohrstöpsel nutzen etc.
- ⊗ Regelmäßig geräuscharme Auszeit nehmen.
- ⊗ Unsere Aufmerksamkeit woanders hinlenken: Nebengeräusch produzieren, das von uns positiv belegt ist und uns auf dieses konzentrieren (z.B. zum lauten Kopierer eine stressfreie Musik hören)
- ⊗ Geräusche auf stressfrei umprogrammieren, also zu solchen Geräuschen, die für uns positiv belegt sind.

⊠ Beispiele des Umprogrammierens: Lauter Straßenlärm ist für uns auf einmal ein tosender Wasserfall, schreiende Kinder auf dem Spielplatz sind ein schönes Kindermusical, das tiefe Maschinengeräusch ist eine alte Dampflock, die durch die Rocky Mountains tuckert (und dadurch bei uns vielleicht sogar schöne Urlaubsgefühle erzeugt) usw.

Strahlenbelastung

Eine Strahlenbelastung ist eine alltägliche Belastung, der wir zwangsläufig ausgesetzt sind, nicht zuletzt durch die vielen breit gefächerten Technologien. Technologien, die lebensnotwendig und lebensrettend geworden sind aber auch negative Folgen haben. Wir dürfen jedoch warten bis wir schwarz werden, bis wir einmal eine vernünftige wissenschaftliche Abhandlung über genau diese negativen Folgen bekommen, da auch dies ein lukrativer Wirtschaftsbereich ist. Alleine wenn wir die Versteigerung der neuen Mobilfunkfrequenzen im April 2010 verfolgt haben, sieht man, wie viel Geld da sprudelt. Nachdem es auf die Dosis ankommt, die uns gefährlich werden kann, kommen hier einige Empfehlungen:

▷ *Tipps & Hinweise zur Handy-Nutzung:*

Empfehlungen	Anmerkungen
Nicht in Zügen, Autos und Aufzügen telefonieren.	Handy sendet mit maximaler Leistung.

Empfehlungen	Anmerkungen
Weg vom Ohr während des Verbindungsauf-baus.	Verkürzt die Belastung. Gut wäre dagegen ein Knopf im Ohr, da dann größerer Abstand zum Handy ist.
Nicht empfangsbereit am Körper, besonders nicht in der Nähe des Herzens tragen.	Vermeidet Dauerbestrah-lung, da ja das Handy dauernd nach Empfang sucht.
Handy aus, wenn es nicht benötigt wird.	V.a. nachts! Handy nicht als Wecker benutzen!
Freisprechanlage nutzen.	Erhöht Abstand zwischen Handy und Körper.
Im Auto Außenantenne nutzen.	Sonst erhöht Handy im Inneren die Sendeleistung.
In Räumen nähe Fenster telefonieren.	Besserer Empfang mit normaler Sendeleistung.
Nur das Wichtigste be-sprechen.	Für den Rest das Festnetz nutzen.
Strahlungsarmes Handy kaufen.	Infos gibt es unter www.handywerte.de
Alte Handys zur Wieder-verwertung geben.	z.B. Malteser – siehe unter Links.

Tipps & Hinweise allgemein:

⊗ Beim Arztwechsel alten Arzt bitten Röntgenbilder dem neuen Arzt zu geben (und Krankenakte).

⊗ Kompletter Verzicht auf Mikrowellennahrung.

⊗ Internet und Festnetztelefon über Kabel nutzen.

⊗ Ökologische Stromquellen nutzen.

⊗ Nicht in ein Gebäude einziehen, auf dessen Dach ein Sendemasten steht.

Verdauung

Der Darm ist das größte Organ das wir haben und ausgebreitet ist er so groß wie ein Fußballfeld. Der beste Sitz also für unser zweites Gehirn. Funktioniert er nicht, und das tut er bei den meisten nicht, dann fühlen wir uns nicht in unserer Mitte und meist auch noch ziemlich unwohl, manche sogar etwas verloren oder ziemlich aufgebläht. Ist erst die Kommunikation zwischen Kopf und Darm gestört, dann haut die gute Laune auch schnell ab.

Ein funktionierender Darm ist deswegen von so großer Bedeutung für uns, da dort nahezu das komplette (Glückshormon) **Serotonin** produziert wird (95-97%)! Nur 1 % entsteht im Gehirn und der Rest an anderen Stellen in unserem Körper. Ist unser Darm kränklich, dann funktioniert die Glückshormon-Produktion nicht mehr einwandfrei. Mit dieser Information gibt es für uns auch wieder Sinn, wieso so viele Medikamente für unsere Psyche auch Wirkung auf unseren Darm haben.

Zu guter Letzt sei noch erwähnt, dass wir uns wohl vor Gammelfleisch ekeln, doch was wirklich vor sich hingammelt ist Fleisch in unseren Därmen. Vor allem fettes Fleisch braucht überdimensional lange mit der Verdauung und liegt dort sozusagen mit abgelaufenen Verjährungsfristen herum bis es dann endlich den Ausgang aufsucht. Zudem sollten Personen, die sich oft im Ausland aufhalten, an Parasiten im Darm denken, wenn es Probleme gibt.

⟩ Tipps & Hinweise:

Empfehlungen	Anmerkungen
Säure-Basen-Gleichgewicht halten.	Vermeidet Übersäuerung, v.a. des Magens.
Darm regelmäßig reinigen, entschlacken und sanieren *(Lohnt sich mehr als der Ölwechsel beim Auto)*.	Die meisten Entscheidungen werden aus dem Bauch heraus gefällt. Bei Entscheidungsschwäche also auch an einen gesunden Darm denken.
Mahlzeiten zur gleichen Zeit zu sich nehmen.	Ein regelmäßiger Rhythmus beruhigt den Körper und fördert die Verdauung.

„Der Kopf ist rund, damit das Denken
die Richtung wechseln kann."
Francis Picabia

TEIL 3

Mentaler Stress

Kapitel 6

Mentales Bermudadreieck

Mentale Querulanten

Wir haben dermaßen viel Müll in unserem Kopf angesammelt, dass selbst die Mülldeponie einer Großstadt staunen würde vor Begeisterung. Es gilt nun, diesen Sauhaufen zu strukturieren und vor allem auszumisten. **Die Schlüssel dazu sind Ordnung und Kommunikation.** Damit das allerdings gelingen kann, muss vorher noch die Müllabfuhr Hindernisse beiseiteschieben.

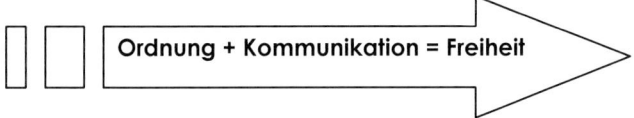

Ordnung + Kommunikation = Freiheit

Nichts passiert einfach nur so. Alles hat eine Ursache. Und: Nichts passiert ohne das unser Kopf die Zustimmung dazu gibt, denn er alleine schwingt das Zepter der Auftragsverteilung und das funktioniert so: Es wird von uns etwas bewusst oder unbewusst wahrgenommen, daraufhin wird die Information in Windeseile an unser Gehirn weitergeleitet und dieses entscheidet dann, ob etwas zu tun ist oder nicht. Haben wir dort viele Blockaden sitzen, die wir uns überwiegend im Laufe unseres Lebens antrainiert haben, dann haben es die von uns geplante Vorhaben schwer zum Erfolg zu gelangen. Wir können also noch so ein tolles Schlafritual haben oder eine super ansprechende Entspannungsmethode, erlaubt uns jedoch unser Kopf nicht, uns das zu gönnen, haut das nicht hin. Das Gute daran ist: Haben wir uns etwas antrainiert, dann können wir es auch wieder abtrainieren. Je größer der Wille, desto größer die Erfolgschancen. Möglicherweise ist der Schmerz noch nicht groß genug, dann dauert es halt etwas länger. Jeder lernt individuell: Der Eine einfach, der Andere nur mit der Keule.

Wir brauchen einen freien Kopf, damit wir gesund, glücklich und erfolgreich sein können. Der Kopf bildet hierbei unsere Steuerungszentrale. Mit ihm steuern wir sozusagen unser Leben. Daher sollten wir auch nicht die Kraft unserer Gedanken unterschätzen, denn das kann sehr schnell zum Bumerang werden, wenn wir uns zu sehr an der Schwarzmalerei ergötzen. Werden wir uns bewusst, dass unser Kopf durch die kleinsten Wahrnehmungsimpulse wahre Kriege gedanklich durchspielen kann, wo im außen vielleicht nur der Nachbar an der falschen Tür geklingelt hat. Diese Art von Kreativität mag zwar auch wertvoll sein, gehört aber letztendlich in Science-Fiction-Filme bzw. – Bücher und nicht ins wahre Leben.

Das Leben ist ein Fluss

Akzeptieren wir, dass unser Leben ein Auf und ein Ab ist. Deren Intensität bestimmen wir selbst, indem wir Situationen und Gegebenheiten gelassen oder weniger gelassen gegenüberstehen. Wollen wir auf unserem Lebensweg vorwärts kommen, müssen wir also im Fluss bleiben. Ein Fluss, der steht, der stinkt und ist also auch kein Hit – womit wir wieder bei der Mülldeponie angelangt sind. Daher gelten folgende Empfehlungen:

Loslassen: Reizüberflutung kann nur dann entstehen, wenn wir alles festhalten wollen und das ist so eine Angewohnheit unter uns Menschen. Halten wir Informationen, die auf uns einströmen nicht fest, lassen wir sie wieder los: Die Einen, nachdem wir sie bearbeitet haben, die Anderen, nachdem wir sie wohl registriert, aber gleich wieder den Ausgang hinaus befördert haben. Mutieren wir zu einem Rohr durch das alles hindurchfließt und vertrauen darauf, dass für uns Bedeutsames darin hängen bleibt. Auch die Stressauswirkungen sollten wir loslassen. Halten wir sie fest, dann fühlen sie sich bei uns heimisch und bleiben länger. Lassen wir den Stress in seinen negativen Ausprägungen los, dann verlässt er uns auch schneller. Nur wenn wir gewisse Dinge und Auffassungen loslassen, können wir uns auch einlassen.

Einlassen: Einlassen heißt das Zauberwort, wenn wir etwas erreichen wollen. Um uns einlassen zu können, benötigen wir ein gewisses Vertrauen und das ist bei uns allen recht entwicklungsbedürftig. Wollen wir uns auf etwas einlassen, dann machen wir das, indem wir uns am besten bewusst erlauben etwas zu tun. **Erlauben** wir uns nicht uns z.B. zu bewegen, dann haben wir auch keine Zeit, dann fallen uns tausend andere Dinge ein usw. Seien wir also großzügig zu uns und erlauben uns das zu geben, was unser Körper braucht. Dazu bekommen wir zwar enorm viele Chancen im Laufe unseres Lebens, aber irgendwann sind alle Chancen abgeschöpft noch bevor wir es merken. Hilfreich kann auch sein, Dingen bewusst eine Existenzberechtigung zuzuteilen, denn wenn Themen wie z.B. ausreichend Schlaf in unserem Verständnis nicht existieren, dann können wir sie auch nicht behandeln. Wir können uns nur um die Dinge kümmern, die für unseren Kopf auch existieren. Auf etwas einlassen bedeutet auch, ihm die volle Aufmerksamkeit zu schenken.

Mentale Qualitäten

In unserem Kopfkino ist alles möglich! Ein gutes Beispiel bietet uns hier Karl May, ein begnadeter Schriftsteller und das, obwohl er den Großteil seines Lebens im Knast verbrachte. Du kannst dich mittels dieser Qualität jederzeit ändern. Was spricht denn dagegen? Vielleicht warten Andere nur darauf, dass du vorangehst und als Leuchtturm fungierst damit sie nachziehen können. Es folgen hilfreiche Empfehlungen, die uns unterstützen mit den Anforderungen besser zu Recht zu kommen:

⟩ *Tipps & Hinweise:*

⊗ Den Stress als nicht existent deklarieren, so tun, als ob es ihn nicht gibt. In manchen Fällen war genau das der Impuls, damit der Stress bzw. das damit verbundene Gefühl, verschwand.

⊗ Folgende Aussagen zu sich selbst haben manchen geholfen, gelassener zu werden: „Ich schaffe immer das, was mir zusteht" oder „Was ich nicht in diesem Leben schaffe, schaffe ich im Nächsten" oder „Wenn alles eilig ist, dann ist nichts mehr eilig, denn das hebt sich auf" oder „Der große Stapel Arbeit bedeutet, ich werde gebraucht."

⊗ In manchem Ausland kann es durchaus vorkommen, dass man mitunter Jahre wartet bis man einen Kontoauszug einer Bank bekommt, wenn nur ein paar läppische Monatsgehälter in Landeswährung darauf liegen – aber Panik macht sich dort deswegen auch keiner.

⊗ Für den Kopf ist es egal, ob eine Handlung tatsächlich passiert oder ob sie lediglich in unserem Kopf entsteht, es gibt für ihn so oder so nur eine Realität, egal aus welchem Topf das Futter kommt. Somit können wir uns auch per Kopfkino stark fühlen oder was wir gerade brauchen.

⊗ In unserem Kopfkino gedanklich das machen: dem Stress ein Symbol zuordnen (z.B. PC). Dieses Symbol ganz groß vor dem inneren Auge betrachten. Dann langsam immer kleiner werden lassen bis es auf Briefmarkengröße geschrumpft ist und dann gedanklich verbrennen. Mehrmals wiederholen bis der Saft draußen ist.

⊗ Perspektive wechseln: Wenn uns etwas stresst überlegen, wie jemand mit dieser Situation umgehen würde, der genau diese Situation gerne hätte z.B. Kinderlärm – für Personen mit unerfülltem Kinderwunsch ist das durchaus Musik in den Ohren. Wechsle die Perspektive und überlege, wie dein bester Freund, deine Eltern, Menschen aus der 3. Welt oder du selbst im Rentenalter über dein heutiges Problem denken würden.

Hindernisse

Als Hindernisse in diesem Zusammenhang gelten sogenannte Zweitgewinne. Darunter verstehen wir Dinge, Aufmerksamkeiten, akzeptierte Entschuldigungen und dergleichen, in deren Genuss wir nicht kommen würden, wenn wir keinen Stress hätten. Es handelt sich also um den positiven Effekt, den der Stress für uns hat. Für die Beseitigung des Stresses ist es jedoch erforderlich, diese Hindernisse zuerst aus dem Weg zu räumen, damit wir die eigentlichen Ursachen unserer Stresssymptome betrachten können. Hierbei ist Ehrlichkeit oberstes Prinzip.

Wenn wir es schätzen, jedes Mal den Stress vorzuschieben um ja nicht an einem Essen, einer Betriebsfeier, einem Meeting etc. teilnehmen zu müssen, dann sollten wir uns überlegen, ob wir nicht auch so die Termine absagen können bzw. sollten lernen, Kommunikation treffsicher und redegewandt einzusehen. Ansonsten bekommen wir ja weiterhin den Batzen an Arbeit, der vorher schon zu viel für uns war.

Oder wir genießen gleich die komplette Freistellung von der Hausarbeit durch unsere Partnerin, weil wir so viel Stress in der Arbeit haben bzw. die Hausarbeit gar nicht machen wollen – eine Haushaltshilfe wäre da ja auch eine Idee - die Anstellung ist mit der Einführung der Haushaltsschecks ja auch erheblich vereinfacht worden. Oder, oder, oder…

Kapitel 7:

Ordnung & Selbstmanagement

Ordnung in unseren persönlichen Angelegenheiten

Allgemein gilt: Durch Aufteilung von Tätigkeiten laufen wir nicht Gefahr, dass uns der ganze Zug überrollt oder wir brachliegen, weil es sich ggf. um ein recht umfangreiches Thema handelt und wir dabei die Übersicht verlieren würden.

Tipps & Hinweise:

⌧ Themen in Teilbereiche bzw. –schritte zerlegen (das gilt für persönliche wie berufliche Bereiche).

⌧ Persönliche Dokumente sortieren: Zeugnisse, Urkunden, Ausweis- und Rentenunterlagen.

⌧ Finanzielle Verpflichtungen in einer Aufstellung niederschreiben. Geeignet sind: Art (z.B. Kfz-Versicherung), Betrag, Turnus (z.B. ¼-jhr. und Fälligkeitsdatum bzw. Laufzeit dazu). Damit bekommen wir einen Überblick was tatsächlich läuft und nicht was uns gefühlstechnisch womöglich ungleich belastet und damit stresst.

⌧ Rituale festlegen, an welchem Platz Schlüssel abgelegt werden, der Geldbeutel oder das Handy liegt. Damit ersparen wir uns immer wieder die Suche von Neuem, vor allem wenn wir es sowieso eilig haben.

⌧ Nur einen Kalender für private und berufliche Termine nutzen – minimiert eine Kollision.

Zeitreserven effektiv nutzen

Im privaten Bereich sind offensichtlich große Zeit-
diebe unterwegs, da der φ TV-Tages-Konsum in
Deutschland etwa satte vier Stunden beträgt und
die OECD in einer Studie eröffnet, dass wir mit 6
Stunden 34 Minuten täglicher Freizeit fast die Spitze
der Industrienationen abgeben (vor uns sind nur
die Belgier mit 6 Stunden 39 Minuten). Eine Studie
der EU relativiert das etwas indem sie feststellt, dass
wir dagegen bei der wöchentlichen Arbeitszeit mit
41,1 Stunden Europas Spitze bilden (da wurden
wohl die Selbständigen zu wenig mit einbezogen).
Blickt man dagegen auf den Business-Bereich, so
gehört Deutschland zu den innovativsten und pro-
duktivsten Ländern dieser Erde. Trotzdem vergeu-
den wir etwa ein gutes Drittel unserer Arbeitszeit
infolge ausgedehnter Management-Mängel und
kreativer Selbstmanagement-Lücken.

▷ *Tipps & Hinweise für Führungskräfte im Business:*
⊠ Klare Zieldefinition und Führung
⊠ Effektive Kommunikation betreiben
⊠ Arbeitsabläufe optimieren (weniger Wartezeiten)

▷ *Tipps & Hinweise für Arbeitnehmer:*
⊠ Liste erstellen (privat + beruflich), was alles erledigt werden muss und wie viel Zeit wir dafür benötigen. Dabei überdenken, ob wirklich alles
   notwendig ist. Bereits beim Erstellen der Liste
   werden wir merken, dass wir oftmals recht un-
   realistische Zeitvorstellungen haben und können
   durchaus erstaunt sein, was wir nicht so alles

schaffen. Im Kopf bin ich auch in 2 Sekunden in Australien – in Echtzeit dauert es halt doch etwas länger.

⊗ Mit sich selbst verbindliche Termine vereinbaren und diese wie unter Fremden auch einhalten.

Befreiende Effizienz als Selbstmanagement

Wollen wir mehr Effizienz in unseren Ablauf bringen, dann genügt ein Blick auf das Forschungsprojekt „Pawlowsche Hund". Dieses entstammt der Feder des russischen Nobelpreisträgers Iwan Pawlow († 1936), der das Verhalten von Hunden derart konditionierte, dass diese bereits beim hören eines Klingeltons sabberten – auch wenn es kein Essen gab. Alleine der Klingelton reichte aus um das Verdauungssystem anzuschieben und bezeichnete das als konditionierten Reflex. Was Hunde können, können wir auch und zwar uns konditionieren. Das bedeutet außerdem, dass wir unser Gehirn soweit trainieren können, dass es sich z.B. länger auf etwas konzentrieren kann.

▷ *Tipps & Hinweise:*

⊗ Jede Verhaltensänderung braucht Zeit. Sei also gut zu dir und akzeptiere, dass unser aller Geduld ausbaufähig ist. Bedenke dabei, dass sich unser Kurzzeitgedächtnis max. 7 ± 2 Dinge auf einmal merken kann.

⊗ Mehr Effizienz erhalten wir durch Routine und diese wiederum bekommen wir, indem wir unsere Arbeitsabläufe organisieren.

⊗ Konzentriere dich auf einige wenige Projekte,

die du offen hältst. Schiebe diese an und schlie-
ße sie auch komplett ab. Durch das hin- und her
zappen wie auf einer Fernbedienung geht viel
Zeit verloren, weil wir uns immer wieder neu ein-
denken und die Unterlagen herräumen müssen.

⊗ Für Großprojekte einigeln, d.h. morgens einige
Momente für Kleinkram reservieren, dann Rest
des Tages auf der einsamen „Großprojekt-Insel"
verbringen.

⊗ Brauchst du sehr viel Ablenkung, so dehne deine
Konzentration aus, indem du dir z.B. zu jeder vollen Stunde oder später nach 2 Stunden eine
„feste" Pause nimmst. So bist du effektiver als
wenn du dauernd deine E-Mails checkst oder
tausend andere Dinge machst.

Ordnung in unserem persönlichen Umfeld

Wir quälen uns mit Freunden herum, die uns nur
einen auf den Deckel hauen und uns nicht so akzeptieren wie wir sind, wir erlauben, dass der Ban-
ker unser Geld verlustbringend anlegt, wir akzeptieren, dass der nette Herr Immobilienberater uns eine
Schrottimmobilie angedreht hat, die sich leider
nicht vermieten lässt und genießen ein faden-
scheiniges Ansehen, dass gar keins ist. Weg damit!
Wir haben es nicht nötig, uns mit Menschen zu be-
schäftigen, die uns nur über den Tisch ziehen, nicht
ernst nehmen und uns nur schaden wollen. Es gibt
genug Menschen, die uns schätzen, so wie wir sind.
Auch Menschen sollten wir ausmisten und aus unserem Adressbuch streichen, wenn der Kontakt
nichts mehr taugt, nicht nur Kleidung und Gerüm-

pel in unseren Wohnungen. Ansonsten lösen solche unliebsamen Verbindungen erheblich viel Stress in unseren Gedanken aus und lassen unser Kopfkino womöglich Nachtschichten fahren.

Selbstbild klären

Unter Selbstbild verstehen wir das Bild, das wir von uns selbst haben. Ein Fremdbild ist dagegen ein Bild, das Fremde von uns haben und beide sollten am besten übereinstimmen, um die Authentizität einer Person zu gewährleisten. Meist jedoch klaffen zwischen beiden große Gräben, die noch größere Tumulte auslösen können. Um herauszubekommen, wie wir von Anderen wahrgenommen werden eignet sich ein anonymisiertes Fragenbogensystem. Die Fragen können beliebig formuliert werden und sollen positive wie negative Aspekte enthalten. Anschließend den Bogen selbst ausfüllen und ausgewählten Personen unseres sozialen Umfeldes zum Ausfüllen aushändigen. Dabei sollen die Platzhalter mit einer Bewertung von 1 bis 7 ausgefüllt werden. 1 = stimmt überhaupt nicht, 7 = stimmt genau. Nach dem Übertrag der Zahlen in ein Auswertungs- formular können wir anhand der Abweichungen erkennen, wo ggf. noch Handlungsbedarf besteht bzw. wo die Gefahr auf Missverständnisse lauert.

Fragenkatalog *(beispielhaft)*

1 *(Name)* schaut nur auf sich   __
2 *(Name)* ist unnahbar und reserviert   __
3 *(Name)* hat Angst vor Veränderung   __
4 *(Name)* hält, was er verspricht   __

5 *(Name)* ist freundlich und kollegial   __
6 *(Name)* passt auf, dass die Harmonie stimmt __
7 *(Name)* mag Kontrolle   __
8 *(Name)* schätzt Ehrlichkeit   __
9 *(Name)* mag Fakten und Beweise   __
10 *(Name)* ist unsicher und fragt dauernd   __
11 *(Name)* trifft sorgfältig ihre Entscheidungen __
12 *(Name)* jammert gerne über seine Arbeit   __
13 *(Name)* verlangt zu viel von Anderen   __

Auswertung (Andeutung)

Fragen	1	2	3	4	5	6	7	8	…
Ich									
Person 1									
…									

Fragebogensysteme wie auch dieses unterliegen immer z.T. auch größeren Schwankungen, denn sie sind an die jeweilige subjektive Auffassung Anderer gebunden (jeder beurteilt den gleichen Sachverhalt ja unterschiedlich). Sie geben uns jedoch einen Anhaltspunkt dafür, wo wir - und auch die Anderen ggf. noch wachsen dürfen.

Tages-Arbeitsablauf organisieren

⊗ Wenn Beginn vor 9⁰⁰ Uhr, dann zuerst Kleinkram und kurze Anfragen erledigen. Das erfordert weniger Aufmerksamkeit und viele kleine Dinge weggearbeitet macht ein gutes Gefühl. Zu viel Action ist jedoch nicht angesagt: Nicht umsonst finden morgens die meisten Herzinfarkte statt.

⊠ Wenn Beginn gegen 9°° Uhr, dann Wichtigstes zuerst erledigen, denn das sitzt uns am intensivsten im Nacken.

⊠ Während des Mittaglochs Pause machen, Zeit für Kleinkram oder mit Meetings besetzen – da bleibt man wach.

⊠ Nicht alles selbst erledigen – lernen wir zu delegieren, wenn es möglich ist.

⊠ Wenn wir viel Lesearbeit haben, dann ist evtl. ein Schnelllesekurs von Vorteil.

⊠ Arbeitnehmer müssen vorwiegend ihre Arbeit einteilen. Selbständige, Hausmanagerinnen und Arbeitssuchende müssen vorrangig ihre Freizeit planen, damit diese nicht zu kurz kommt. Im Übrigen haben Arbeitssuchende einen höchst anspruchsvollen Job, nämlich einen zu finden, was durchaus immens viel Stress verursacht.

Verhalten

Stress macht, wenn wir in Situationen kommen und nicht wissen wie wir uns verhalten sollen bzw. was als angemessen gilt. Hierfür zwei Mini-Knigges:

Verhalten allgemein
Begrüßung im Business ⊠ Die Personen der Rangfolge nach (von oben nach unten) begrüßen mit einem Grußwort. Der Ranghöhere entscheidet, wem er die Hand (überhaupt) geben will. Sitzende sollen sich dabei vom Sitz erheben oder andeuten. ⊠ Ansonsten: Derjenige grüßt, der den Anderen zuerst sieht oder im Zimmer dazukommt.

Begrüßung privat

- ⊠ Damen zuerst begrüßen, auch wenn man die Assistentin mit Chef im Konzert trifft. Umgekehrt ist es jedoch im Business. Ausnahme: wenn es eine große gemischte Gruppe ist.
- ⊠ Vortritt bekommen die Damen. Ausnahme bilden erheblich ältere Personen oder Persönlichkeiten.

Geschäftstermine

- ⊠ Pünktlich erscheinen.
- ⊠ Anklopfen gefordert. Ausnahme: wenn ausdrücklich *nicht* gewünscht wird.
- ⊠ Kleidung dem Anlass entsprechend.
- ⊠ „Alte Hasen" bieten ggf. dem „Neuen" das „Du" an.

Restaurant

- ⊠ Gläser + Besteck von außen nach innen benutzen.
- ⊠ Serviette nach Gebrauch gefaltet links neben dem Teller ablegen (nicht knüllen).
- ⊠ Tabus: Brot in die Suppe oder Salatmarinade tunken, Kaffee- oder Teelöffel nach dem Umrühren abschlecken, Teller zum Mund heben. Ausnahme: Schalen, wenn mit Stäbchen gegessen wird. Auf keinem Fall den Kopf zum Teller beugen. Nicht mit dem Besteck oder Stäbchen auf Menschen zeigen.
- ⊠ Trinken: Gastgeber schaut, dass alle ein volles Glas haben und trinkt als Erster nach ggf. ein paar Worten. Trinkspruch: „Prost" (privat) und „zum Wohl" (Business). Gläser werden nur bei besonderen Anlässen angestoßen. Ansonsten: Glas heben, trinken, Glas wieder hinstellen (dabei die ganze Zeit sich anschauen). Angestoßen wird mit alkoholischen und mit nicht alkoholischen Getränken.

Für Chefs

- ⊠ Mitarbeiter in einem persönlichen Gespräch loben, wenn besondere Anerkennung angesagt ist.
- ⊠ Mitarbeiter bei wichtigen Themen Termin geben, damit dieser auch weiß, es ist Zeit vorhanden.

Weiteres

⊗ Damen die Türen aufhalten, jedoch in S-Bahn, U-Bahn, Bus, Zug, Lift, Supermarkt etc. geht derjenige zuerst rein oder raus, der am nächsten steht.

⊗ Niesen: Taschentuch nur 1 Mal benutzen, beim Niesen im Sitzen zurückrutschen wenn man zwischen anderen sitzt, dem Niesenden keine Aufmerksamkeit schenken (d.h. nicht „Gesundheit" o.ä. wünschen – alte Regelung wird aber akzeptiert), nur dann entschuldigen, wenn besonders laut oder oft.

⊗ Handy: Lautlos stellen in engerer Gesellschaft (z.B. Essen, Konzert). Bei Entgegennahme eines Gespräches, sich entschuldigen und den Raum bzw. Tisch verlassen. Vor einem Meeting Teilnehmer höflich informieren, dass man ein Gespräch erwartet.

⊗ Als körperlicher Abstand etwa eine Armlänge einhalten und nicht ungefragt andere Menschen berühren z.B. um Behinderten zu helfen.

⊗ Erst dann mit dem Auto losfahren, wenn alle Mitfahrer beide Beine im Auto haben.

⊗ Ist Kuchen mitbringen zum eigenen Geburtstag üblich, dann anpassen.

⊗ Kollegen auf offenen Reisverschluss an der Hose oder starkem Körpergeruch aufmerksam machen.

⊗ Affären unter Kollegen nicht öffentlich machen. Sichere Beziehungen zuerst dem Chef mitteilen.

Verhalten interkulturell *(im oder mit Ausländern)*

Essbesonderheiten

⊗ Hindus essen kein Rindfleisch. Moslems essen kein Schweinefleisch und trinken keinen Alkohol. Zudem essen und trinken die Letzteren während des Fastenmonats Ramadan tagsüber nichts.

Freie Tage die Woche

⊗ Meist Samstag und Sonntag, in den arabischen Ländern: Freitag, in Israel: Samstag.

Linksverkehr z.B. in
- ☒ Australien, England, Hongkong, Indien, Indonesien Irland, Japan, Kenia, Malta, Mauritius, Namibia, Neuseeland, Nepal, Südafrika, Singapur, Thailand…

Sollte man im Ausland dabei haben
- ☒ Visitenkarte des Hotels (Hotelname in Landessprache und in Englisch), Zettel und Stift sowie *Point it* (Bilderwörterbuch von Dieter Graf).

Weiteres
- ☒ Die linke Hand gilt in vielen Kulturen und Ländern als unrein, also nicht damit die Hand reichen.
- ☒ Im Ausland den Sitten entsprechend kleiden. In manchen Ländern gibt es für Ausländer Verhaltensmaßregeln in Form von großen Plakaten z.B.: nicht schulterfrei und mit nacktem Oberkörper herumlaufen, Haare kämen, ordentlich kleiden und waschen.
- ☒ Das Wort „Danke" und ein „allgemeines Grußwort" in der Landessprache erfragen, damit man zumindest das kann.
- ☒ Erkundigen, was „nein" bedeutet. In China gibt es z.B. kein „nein" nur viele ja´s" , aus dessen Betonung man ein „nein" heraushören kann.
- ☒ In manchen asiatischen und afrikanischen Ländern werden zudem vor dem Hauseingang die Schuhe abgestellt.

Kapitel 8:

Kommunikation

Kommunikation läuft auf verschiedenen Ebenen ab und ist unser wichtigstes Instrument im Umgang mit Anderen. Kommunizieren wir nicht ausreichend, wenn wir zu viel terminierte Arbeit haben oder wie lange welche Tätigkeit eigentlich braucht, dann wird möglicherweise aufgrund dieser fehlenden Angaben ein falscher Zeitplan erstellt, der uns dann erst recht in die Bredouille treibt. Arbeit wird demnach meist erst dann stressig, wenn der Zeitfaktor dazu kommt, d.h. wenn Arbeiten zu bestimmten Zeitpunkten abgeschlossen sein sollen weil möglicherweise andere damit weiter arbeiten wollen und dann schon warten. Daher gelten folgende Empfehlungen:

⊠ Mit Liste zum Vorgesetzten und durchsprechen welche Aufgaben in welcher Reihenfolge erledigt werden sollen.

⊠ Dabei sollten die mit involvierten Kollegen mit anwesend sein. Ggf. eine Gesprächsrunde mit allen im Team im regelmäßigem Rhythmus.

⊠ Offenlegung und Transparenz der Termine, Aufträge und Kapazitäten beugt Schleuderszenarien vor. Gute Kommunikationskultur pflegen.

Im Kommunikationsbereich gibt es eine Reihe hochexplosiver Thematiken. Hier folgen die stressanfälligsten in Kurzabhandlungen:

Explosive Wörter

Das Wort: Ja

Frägt man in manchen Ländern fünf Leute nach dem Weg, dann kann man durchaus auch fünf verschiedene Antworten erhalten, die allesamt nicht zum Ziel führen. Grund hierfür ist, weil manche

72

das Wort „nein" aus Höflichkeitsgründen nicht aussprechen wollen und folglich auch nicht sagen, wenn sie sich selbst nicht auskennen. Das Wort „nein" nicht auszusprechen oder zu akzeptieren kann auch tödliche Folgen haben. Immer wieder erwischt es Trekker, die im Himalaya unterwegs sind und meinen wegen ihrer langen Anreise muss es sich schon lohnen und trotz schlechten Wetters losmarschieren um dann leider in der Kiste wieder nach Hause zurückzukehren. Die notorischen Ja-Sager sind folglich gleichzusetzen mit den nicht zu akzeptieren wollenden Nein-Empfängern.

▷ *Tipps & Hinweise:*

⊠ Sagen wir nur dann *ja*, wenn es auch stimmt. Kein Vorgesetzter, Partner oder Freund kann richtig planen, wenn wir „ja" sagen und sie dann großzügig und unzuverlässig sitzen lassen.

⊠ Behalten wir im Hinterkopf und sagen uns stets: „Ein nein für dich ist ein ja für mich", damit wir in die richtige Spur kommen.

⊠ Bedenken wir, das ein *Nein* für unser Gehirn nicht existiert (siehe nächsten Punkt) und siedeln es in unserem Kopf an. Kreieren wir in unserem Kopf unzählige Situationen in denen wir „nein" sagen müssen und stellen uns vor, wie schön klar es klingt und locker wir es sprechen können. Sprechen wir zur weiteren Übung auch immer wieder das Wort „nein" laut vor einem Spiegel aus und betrachten uns dabei, wie wir das tatsächlich auch können.

Das Wort: Nein

Verblüffend, aber wahr: Ein „Nein" existiert nicht in unseren Gehirnen. Sagen wir also „das will ich nicht" oder „so eine Partnerin, Chef, Kollegen usw. will ich nicht mehr", dann heißt das für unseren Kopf genau das Gegenteil, denn das „nicht" versteht es nicht. Durch eine Art Übersetzungsfehler wird einfach das „nein" weg gelassen mit der Folge, dass wir dann meist noch Schlechteres bekommen als zuvor, da unsere Seele es nur gut mit uns meint und unseren vermurksten Wünschen auch noch ein Sahnehäubchen darauf setzt. Nicht zu glauben? Probieren wir es aus: Gehen wir in ein Café und sagen zur Bedienung: „Wir wollen keinen Milchkaffe, keinen Latte Macchiato und auch keinen Espresso" und warten dann, ob wir unser Lieblingsgetränk, einen Cappuccino automatisch bekommen. Wenn das so ist, dann nenne mir bitte die Adresse des Cafés, denn diese Art von Hellsichtigkeit würde mich in der Tat interessieren.

> ### Tipps & Hinweise:

⊗ Hören wir auf uns selbst zu sabotieren und sagen künftig genau und ohne Berg herum das, was wir wirklich wollen. Wir können uns dabei stets selbst fragen: Was wollen wir stattdessen?" Formulieren wir künftig wohlgeformte Ziele, die realistisch genug sind und die wir auch erreichen können.

⊗ Aus „ich will keinen Stress mehr" wird z.B." Ich will einen entspannten Umgang mit meinen Kollegen" (falls diese Auslöser für deinen Stress waren).

Die Wörter: Ich, sie, es, man

Wie bitte kann jemand aus dem Dschungel geret-
tet werden, wenn nicht bekannt ist um wen es sich
handelt? Das geht nicht. Zum Schluss retten wir
noch den Falschen, der dort wohnt und sein zu
Hause dort hat. Vermeiden wir diese Verschleie-
rungstaktik, wir sind ja nicht im Zirkus.

Tipps & Hinweise:

⊠ Wir erreichen viel mehr, wenn bekannt ist, wer
  etwas genau will und welche Auffassung hat
  bzw. Position einnimmt. Eine klare Aussage ver-
  meidet falsche Annahmen, Verwechslungen
  und beugt vor in der Jammerfalle zu landen.

⊠ Ganz besonders ist es wichtig in ich-Form zu
  sprechen wenn es um ein Feedback geht. Denn
  ein Feedback bringt ja nur dann etwas, wenn
  der Empfänger etwas damit anfangen kann.

Sprachfallen

Annahmen

Ein Großteil unserer Kommunikation läuft aufgrund
von Annahmen ab. Wir sagen etwas und meinen,
der Andere kann sich den Rest selbst dazu reimen,
weil wir die Auffassung vertreten, der Andere kann
doch unsere Gedanken lesen. In der Praxis findet
jedoch Gedankenlesen so gut wie keine Anwendung, so dass es zu Konflikten und letztendlich zu
gesundheitlichen   Beeinträchtigungen   kommen
kann.

⊗ Vollständige Sätze mit den kompletten Informationen sagen und dabei bedenken: Je mehr wir Experte von einem Gebiet sind, desto schlampiger werden wir in unseren Ausführungen! Daher sollten besonders Führungskräfte auf genaue Anweisungen achten, die sie ihren Mitarbeitern geben.

⊗ Wenn wir jemanden etwas mitteilen, dann liegt die Verantwortung bei uns, dass der Empfänger die Nachricht auch bekommt bzw. bei ihm richtig ankommt. Ggf. nachfragen, was wie dort angekommen ist. Es reicht nicht aus, jemanden der im Auto sitzt und die Scheiben geschlossen hat Botschaften hinterherzurufen, die er gar nicht verstehen kann.

Glaubenssätze

Jetzt ist der Augenblick des Ausmistens gekommen und hier sind wir genau richtig. Glaubenssätze sind Sätze, von denen wir überzeugt sind. Sie haben nichts mit der Realität zu tun, sondern hängen von unserem Weltbild ab. Dieses Weltbild setzt sich zusammen aus den vielen Erfahrungen, die wir mit unserem Umfeld, unserer Familie, Freunden, unserem Job, vorherigen Partnern und Chefs oder Kollegen etc. gemacht haben. Glaubenssätze können positiv sein und uns unterstützen, oder aber negativ und uns hemmen und blockieren.

Glauben wir, eine Entspannungstechnik nur lernen zu können, wenn wir einen 8-wöchigen-Kurs auf Bali bei einer bestimmten Person lernen die auch noch sündteuer ist, dann ist es kein Wunder, dass wir es nie lernen werden. Sind wir der Meinung, dass es immer zu wenig ist, was wir leisten egal was wir machen, dann werden wir nie mit uns selbst zufrieden sein können. Glauben wir Geld stinkt, dann werden wir immer mehr dem Geld hinterher jagen und uns dabei überarbeiten ohne jemals ausreichend oder gar übermäßig Geld zu bekommen.

Glaubenssätze auszumisten kann eine sehr anspruchsvolle Aufgabe sein, denn wir halten gerne am Schmerz und an alten (auch schlechten) Gewohnheiten fest, so dass wir schon fast automatisch in Käfighaltung denken. Daher ist es ratsam Unterstützung von außen zu holen.

> *Tipps & Hinweise:*

⊗ Immer wenn wir uns schlecht fühlen, sollten wir beobachten was für Gedanken das ausgelöst haben, was hinter dem ganzen Berg steckt. Haben wir ihn gefunden, dann sollten wir uns überlegen, ob uns dieser Gedanke noch nützlich ist, oder ob er entsorgt werden kann. Wenn Letzteres, dann können wir das probieren: Stellen wir uns eine imaginäre große Mülltonne vor, in den wir den Glaubenssatz hineinwerfen oder mit einem Turbosauger wegsaugen. Möglicherweise brauchen wir als Ausgleich einen positiven Glaubenssatz dagegen, also etwas Positives z.B. ich bin schlau und beweglich (wenn das denn stimmt).

⊠ Die Methode „The Work" von Byron Katie wird auch Spiegelmethode genannt und ist hilfreich beim Aufdecken von negativen Glaubenssätzen. www.thework.com

⊠ Machen wir uns zum Grundsatz: „Leben, lieben und lachen" anstatt Leiden und Schmerz empfinden.

⊠ Unsere Glaubenssätze sind auch dafür verantwortlich, wie unsere generelle Einstellung zur Arbeit ist, ob wir sie erfüllend oder belastend ansehen – das liegt an uns, an unserer Sicht auf die Dinge und das können wir steuern.

Kapitel 9:

Work-Balance

Zur Darstellung der Balance für Beschäftigungen jeder Art habe ich ein eigenes Schema entworfen. Es kommt auf der Folgeseite und zeigt uns, dass wir uns während des Ausübens unserer Tätigkeiten in einem breiten Korridor am wohlsten fühlen. Dabei entsprechen die Anforderungen an die Tätigkeit am optimalsten unserem Können. Das ist dann in etwa mit dem Bogenschießen vergleichbar: Ist der Bogen optimal gespannt, also nicht überspannt oder zu lasch gespannt, dann erzielen wir damit auf Dauer die besten Ergebnisse oder überhaupt gute Ergebnisse. Weichen wir in unserem Agieren zu sehr von unserer Komfortzone ab, so sind steigende Müdigkeit, Gereiztheit und Frustration die Folge und das kann im Burnout oder auch im Boreout enden.

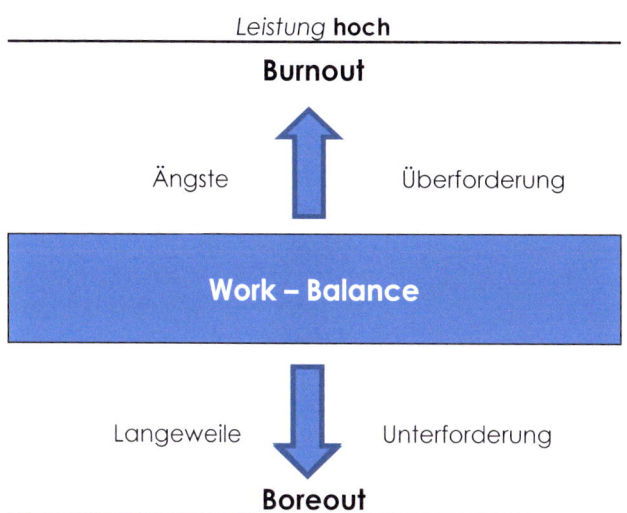

Richtung Burnout

Ist die Balance überschritten, steigert sich unsere Erregung und wird zur Aufregung. Ängste vielfältiger Natur zeigen sich, wie etwa Versagerängste, Jobängste, Verlustängste usw. Sind wir dauerhaft in der Überanspannung, kann sich diese Überforderung zum Burnout entwickeln. Die Leistungsfähigkeit ist dabei so hoch (die auf Dauer aber nicht gehalten werden kann), dass uns gesundheitlich ein Windstoß umhauen kann, da alle Zellen in uns aus vollen Rohren pusten – und das kann nicht gutgehen. Überhitzte Rohre finden in der meist auch noch geringen Freizeit kaum Abkühlung, so dass Hilfe von außen dringend notwendig ist.

Richtung Boreout

Wird die Balance dagegen unterschritten, so scheinen wir an einem übertriebenen Sicherheits-denken zu kleben, das sich gerne in der Bequem-lichkeitsfalle badet – und im Gegensatz zum Burn-out noch weniger erkannt werden mag. Dazu gesellt sich dann früher oder später die Langewei-le, die durch ausgedehnte Unterforderung im Bo-reout landen kann. Alles wird anstrengend und wir suchen uns freie Zeit während der Arbeit zu neh-men und zu allem Übel verschlechtert sich auch noch unsere Leistungsfähigkeit merklich. Ein Aus-gleich in der Freizeit ist zu einem größeren Verhält-nis wie beim Burnout möglich, dazu braucht man allerdings fordernde Tätigkeiten in der Freizeit.

Work-Life-Balance

Darunter ist der Einklang zwischen Berufsleben und Privatleben gemeint. Um Beides harmonisch unter einen geregelten Hut zu bekommen sind ebenfalls die Schlüssel Ordnung – hier speziell das Selbstma-nagement - und Kommunikation zu nutzen.

> *„Gib jedem Tag die Chance, der schönste deines Lebens zu werden."*
> *Mark Twain*

TEIL 4

Emotionaler Stress

Kapitel 10:

Wahrnehmung

| 1. Wahr-nehmung | 2. Zuordnung | 3. Bewertung |

Wahrnehmungsvorgang

Unter Wahrnehmung verstehen wir die Art und Weise, wie wir unsere Umwelt wahrnehmen. Diese nehmen wir durch unsere Sinne wahr: Wir sehen, hören, riechen, schmecken oder fühlen etwas. Jedoch haben wir unsere Antennen nicht immer auf klaren Empfang geschalten. Das sehen wir unter anderem an der Ungenauigkeit, wenn es um Zeugenaussagen und Gegenüberstellungen geht. Anschließend erfolgt eine Zuordnung bzw. Einteilung des Wahrgenommenen. Dabei werden neben unserem Fachwissen auch unsere Erfahrungen, Glaubenssätze, Vermutungen und Ängste automatisch hinzugezogen. Als Endprodukt kommt eine Bewertung zustande. Durch diese Bewertung, die, wie soeben beschrieben auch subjektive Entscheidungskriterien beinhaltet, kann ein Sachverhalt zu Unrecht abgestempelt werden.

Bewertungsszenario

Stress kommt durch die Bewertung von Jobs und
Tätigkeitsfeldern zustande. Nahezu jeder Job und
jede Tätigkeit kann ein Traum-Job sein. Es kommt
nur darauf an, ob und wie wir ihn bewerten und
aus welcher Perspektive wir ihn betrachten. Wir
schenken in unserem Eifer des Gefechtes gerne
dem zu wenig Beachtung, dass alle Betätigungs-
felder wichtig sind und alle Menschen gebraucht
werden. Wir sollten uns zudem damit zufriedenge-
ben, dass es z.B. den Job des Bundespräsidenten
nur ein Mal gibt und wir deshalb nicht alle auf den
gleichen Platz spekulieren sollten.

Kapitel 11:

Emotionen

Gefühle ./. Emotionen

Bei unserem Eifer Begriffe aus dem Englischen ein-
zudeutschen passieren auch Malheurs die irrefüh-
rend sind. Gefühl ist nicht das Gleiche wie Emotion.
Wieso ist der Unterscheidung so wichtig? Für die
Gefühle sind wir selbst zuständig. Bei den Emotionen hingegen sind wir unsere eigenen Gefange-
nen.

Gefühle kommen vom fühlen. Fühlen ist eine
Momentaufnahme, es passiert also jetzt in diesem
Moment. Wir können Gefühle jedoch erst dann
fühlen, wenn wir sie auch zulassen. Ein Gefühl kann

durch äußere Impulse wohl angestoßen werden, gemacht wird es jedoch in unserem eigenen Inneren. Wir können jemandem etwas Materielles z.B. ein Buch geben, aber mit einen Gefühl ist das nicht möglich. Jemanden ein Kilo Vertrauen in die Hand zu drücken geht halt leider nicht.

Bei _Emotionen_ dagegen handelt es sich um einen Prozess, der in Gang kommt oder einfach ausgedrückt: um veraltete Gefühle. Diese veralteten Gefühle haben sich angesammelt, weil sie nicht gelebt wurden und können nicht ausgeglichen werden, sondern nur angenommen werden. Löcher von gestern können nicht heute gestopft werden. Genau das ist der Punkt, an dem wir gerne straucheln.

Tun sie es doch und kommen geballt heraus, weil wir sie im Eifer des Gefechtes nicht mehr zurückhalten können, dann trifft es meist den Falschen, der mit einem Satz heißer Ohren das Schauspiel möglicherweise früher verlässt als angedacht war. Und genau das gilt es zu vermeiden, denn mache Eklats könnten dadurch vermieden werden. Also noch einmal: Gefühle leben und sich äußern, wenn etwas schief läuft.

Umgang mit Gefühlen und Emotionen

Wir kommen in starke Bedrängnis, wenn wir nicht lernen, beide Sorten von Gefühlen, die schönen und die weniger schönen zuzulassen. Machen wir das nicht und quetschen die Gefühle in ein Korsett, dann fühlen wir früher oder später nur noch die weniger Schönen, da diese die stärkeren Impulse ausstrahlen. Aus dieser Misere kommen wir nur heraus, wenn wir ehrlich mit uns umgehen und lernen Gefühle zu fühlen wenn sie auftreten ohne jegliche Wertung.

Nicht gelebte Gefühle verjähren nicht! Sie stapeln sich in unserer imaginären Bibliothek und platzen meist im ungünstigsten Moment heraus. Besonders anfällig für diese Sammelwut sind zweibeinige Klimaanlagen, also harmoniefreundliche Menschen, die Harmonie überall hineinbringen wollen. Dadurch wird wohl das Gesamtklima besser aber das Eigene immer schlechter.

Der Grundsatz lautet daher: Jeder hat das Recht „Aua" zu sagen wenn etwas weh tut! Was sich in unserer Gesellschaft leider breit gemacht hat ist ein Maskentanz ganz ohne Fasching. Das bedeutet, dass wir emotionslos unseren Tagesablauf verbringen – das daraus kein Freudengefühl für die Arbeit oder sonst wo entstehen kann versteht sich wohl von selbst. Wenn wir Gefühle empfinden, dann sollten diese nicht festgehalten werden. Wir wollen meist gerne alles festhalten und unterscheiden bei unserer Sammelwut nicht mehr zwischen förderlichen Gefühlen und weniger Förderlichen.

Dissoziiert./. assoziiert

Menschen, die besonders gut nachfolgende Tech-
nik anwenden können, können besonders gut mit
Gefühlen jeder Couleur umgehen. Dabei wechselt
der Betrachter die jeweilige Perspektive die er auf
das Geschehen hat: Mal aus der Perspektive des
Zuschauers, mal aus der Perspektive des Mitspielers.

Tipps & Hinweise:
 ⊗ Anwendung in einer anspruchsvollen Situation:
   Stell dir vor, wie die ganze Situation ganz weit
   weg von dir geschoben wird oder wie wenn jemand eine Wand zwischen dich und dem Geschehen stellt. Manchen hilft auch, wenn sie sich
   selbst mit etwas schützen, einer überdimensional
   großen Käseglocke oder einer undurchdringli-
   chen Kleidung. Diesen Vorgang mehrmals im
   Kopf durchgespielt hilft, damit wir innerlich nicht
   vor diesen Situationen davon laufen.
 ⊗ Anwendung in einer schönen Situation: Dies ist
   für Personen gedacht, die sowieso immer auf
   Abstand sind und sich aus unterschiedlichen
   Gründen nicht einlassen können. Dadurch
   schneiden sie sich aber auch selbst von allem
   ab und werden als unnahbar abgestempelt.
   Stell dir vor, wie du in einem Kino sitzt und dir einen schönen Film ansiehst. Schau genau hin
   was gerade passiert und beobachte. Stell dir
   dann vor, du spielst selbst in diesem Film die
   Hauptrolle und spielst mit. Betrachte nun ganz
   genau den Film, in dem du mit schönen Dingen
   umgeben bist.

Auswahl an Gefühlen

Gefühle können wir nur fühlen und dazu ist das zulassen zuständig. Wir brauchen sie nicht erlernen, wir brauchen sie nur fühlen. Viele Suchende laufen in x-beliebige Kurse um Gefühlen hinterher zu jagen oder verschlingen ganze Stapel von Büchern ohne sie jemals zu finden. Das ist weder nötig, noch der richtige Weg. Wir haben alle Gefühle in uns und brauchen sie nur aktivieren in dem wir sie zulassen. Vorteilhaft kann sein, wenn wir dabei unser kompliziertes Denken beiseitelegen bzw. diesen den Mund verbieten. Nachfolgend sind Gefühle aufgezählt, die auch Werte sein können (siehe Kapitel 14), doch wegen ihrer besonderen Bedeutung hier aufgeführt werden. Zusätzlich gilt zu erwähnen, dass sich seit ein paar Jahren ein Wort kreiert hat und zwar das Wort „gefühlt". Dieses Wort wurde deshalb eingeführt, da tatsächliche Werte oft nicht die gefühlsmäßige Repräsentanz wiedergeben. Durchaus ist es erstaunlicher Weise oft so, dass die Zahlen gar nicht so wild sind, jedoch unsere Gefühle haben sich schon um den Marterpfahl geschwungen.

Abgrenzung

Die Folgen fehlender Abgrenzung sind, dass der Platz, den wir uns selbst zugestehen, zu eng wird und folglich gerne die Haut irgendwo Signale gibt, die sich unter anderem in Allergien, Hautjucken etc. zeigen können.

Tipps & Hinweise:

⊗ Setze anderen eine körperliche Grenze, indem du geflissentlich zurückweichst wenn dir jemand zu unangenehm nahe kommt (lieber einen Schritt zurückgehen als dass das Gespräch darunter leidet, weil du dich nicht konzentrieren kannst).

⊗ Setze anderen kommunikatorisch eine Grenze, Indem du ihnen sagst, wenn du mit einem Benehmen nicht einverstanden bist, das Verhalten unzumutbar empfindest, sie deine Grenzen überschritten haben und was du gerne anders und wie anders haben möchtest. Wichtig: 1) Ich-Botschaften verwenden und 2) darüber sprechen! Wie soll denn der Andere wissen, dass er deine Grenzen überschritten hat, wir sind ja alle unterschiedlich.

⊗ Per Kopfkino üben wie du dich aufbläst als seist du ein Marschmelo-Mann. Stelle dir vor, wie du dich stark und mächtig fühlst und lass das Gefühl zu. Geh immer wieder in dieses Gefühl zurück wenn du in einer Situation bist, die dich an die Wand drückt.

⊗ Stell dir im Geiste vor, du hast schon das, was du brauchst. Du kannst dich gut abgrenzen und niemand betritt deinen Sicherheitsmantel. Stell dir vor, du hast schon alles!

Anerkennung

Jemanden anerkennen das fällt unter die Kategorie Gefühle, und Gefühle machen wir primär selbst. Es bringt also nichts, wenn uns jemand Anerkennung von außen mit Kübeln zuschüttet, wenn wir sie nicht in uns haben. Es kann ja nur das mit uns in Resonanz gehen, dass wir in uns haben. Daher müssen wir zuerst die Anerkennung in uns aktivieren bevor wir sie außen wahrnehmen können. Haben wir das vollumfänglich geschafft, dann sind wir auch aus der Abhängigkeit irgendwelcher Zweibeiner befreit.

Haben wir einen Kollegen oder einen Partner, der uns keine Anerkennung gibt oder nicht die, die wir brauchen, weil wir möglicherweise alte Löcher stopfen wollen, das aber nicht funktioniert (siehe oben), dann will er uns damit nur helfen und uns zeigen, dass wir uns selbst anerkennen sollen. Haben wir das dann geschafft, kommen meist automatisch nette Worte (oder wir brauchen sie nicht mehr). Das ist ein Vorgang, der auf unbewusster Ebene abläuft und uns doch so massiv stören kann.

Dank

Deutschland ist laut dem DSW der 15. bevölkerungsreichste Staat dieser Erde. Und das, obwohl wir mit etwa 82 Mio Einwohnern lediglich 1,2 Prozent Anteil an der Weltbevölkerung von 6,9 Mrd haben. Trotzdem oder deswegen gehören wir zu den reichsten Ländern dieser Erde und können uns glücklich schätzen in einer Demokratie zu leben, enorm viele Rechte zu haben, geschützt durch ein funktionierendes Polizei- und Staatsorgan leben zu können, nicht befürchten zu müssen in den Knast wandern zu müssen wenn wir eine Religion o.ä.

ausüben wollen, uns frei bewegen können und vieles mehr. Lernen wir diese Dinge wieder zu schätzen und sind dankbar. Der größte Teil dieser Erde hat diese Privilegien nicht und muss durchaus unter für unser westliches Denkvermögen nur schwer vorstellbaren Bedingungen existieren.

Richten wir dauernd unseren Fokus auf die Dinge, die wir nicht haben, dann richten wir unseren Fokus auf den Mangel und wir ziehen diesen im Zuge des Resonanzgesetzes auch an. Das endet ungünstiger weise in einer Gierwalze, die uns letztendlich selbst platt macht. Lernen wir dankbar zu sein für das, was wir schon haben, dann sind wir auch erfüllter und zufriedener. Andernfalls ist das so wie bei manchen Nebenwirkungen von Tabletten, die den Sättigungsmechanismus außer Kraft setzen und man andauernd Hunger hat, obwohl man gerade über die Maßen hinaus gegessen hat.

Enge-Gefühl

Ein Enge-Gefühl kann urplötzlich auftauchen und wird meist an irgendeiner Stelle am Körper wahrgenommen. Stelle dir an dieser Stelle vor, wie sich ein Loch auftut und ein Wasserfall heraussprudelt. Stelle dir dabei vor, dass dieses Enge-Gefühl und was dich noch belastet heraussprudelt und du dich immer mehr befreiter fühlst. Fühle eine große Freiheit in dir oder wie eine große Sonne in dir beginnt zu scheinen. Lass es zu! Kannst du keine genaue Stelle zuordnen, dann nimm die Stelle des Brustbeins – also am Dekolleté. Bedenke: Es steht ja keiner hinter dir und will dir deinen hübschen Kopf abhauen – diese Zeiten sind vorbei. Es ist „nur" ein Gefühl und dieses können wir loslassen bzw. mit dieser Übung herausprudeln lassen.

Glück

Ob die Amerikaner glücklicher sind als der Rest der Welt bleibt offen. In jedem Fall haben die schon mal in ihrer Unabhängigkeitserklärung von 1776 das „Streben nach Glück" zum Menschenrecht erklärt. Das erklärt zumindest, wieso es in den USA mehr Glücksforscher gibt als in Europa. „Glück haben" und „glücklich Sein" ist nicht das Gleiche. Das Erste ist eine Tatsache, dass objektiv zu sehen ist und nicht immer bedeutet, dass ein großes Glücksgefühl damit verbunden ist. Das Zweite dagegen ist subjektiv, da es unser persönliches Empfindungsvermögen betrifft und bedeutet, dass hier immer ein Glücksgefühl vorhanden ist.

Interessanterweise haben britische Wissenschaftler die These „Geld macht glücklich" offiziell gekippt zumindest der Höhe nach – wenn man eine Studie amerikanischer Forscher heranziehen mag, die behaupten, dass Geld nur bis knapp € 60.000 Jahreseinkommen zufrieden macht. Die englischen Forscher sagen nämlich: **Ein Training für die Psyche bringt in Sachen Glück und Zufriedenheit viel mehr als Geld.** Sie stellten fest: will man jemanden durch Geldsegen (etwa durch Gehaltserhöhung oder Erbschaft) zufriedener machen, dann muss man etwa 32 Mal tiefer in die Tasche greifen als wenn man ihm eine Therapie schenken würde. Auch holten sie aus, dass die Entwicklung der Industrienationen in den letzten 50 Jahren wohl wirtschaftlich große Schritte machte, jedoch keine nennenswerte Erhöhung der Zufriedenheit und des seelischem Wohlbefindens brachte.

Schutz

Was lernt man zuerst, wenn man einen Kampfsport lernt? Genau, das Fallen (also das schützen), und das brauchen wir auch. Für den Einen gilt wohl das Motto „Angriff ist die beste Verteidigung", für den Anderen ist jedoch„Schutz die beste Verteidigung".

▷ *Tipps & Hinweise:*

⊗ Setzten wir uns nicht anspruchsvollen Situationen aus, wenn wir uns unwohl fühlen. Dabei werden wir leicht überrumpelt oder sagen Dinge zu oder stimmen Sachverhalten zu, die wir nicht halten können oder die wir normerweise nicht befürworten würden. Verschieben wir den Termin und bereiten uns auf das Gespräch vor. Wenn das nicht möglich ist, dann das machen: Den Gegenüber nackt tanzend im Hula-Röckchen vorstellen (oder das, was uns die Anspannung nimmt) – damit nehmen wir unserer Angst die Macht und dem Anderen natürlich auch.

⊗ Stellen wir uns gedanklich vor zwischen dem Anderen und uns ist eine Wand oder wir sind geschützt durch ein großes Tier oder Ähnliches.

⊗ Lasse die Personen gedanklich schrumpfen und sie hin- und her schaukeln wie Wäsche in einer

Waschmaschine. Das lässt die angstvollen Gefühle, die wir mit dem Treffen verbinden kleiner werden. Damit können wir sehr viel los werden was uns belastet.

Spaß haben

Verwüstung haben wir meines Wissens noch nicht in Deutschland, aber dafür Verspassung – wenn es dieses Wort überhaupt geben würde. Wenn wir an die Fußball-Weltmeisterschaft im Sommer 2010 in Südafrika denken, dann fällt mir in Sachen Spaß sofort ein: Die Rückkehrer des 1., 2. und 4. Platzes wurden in ihrem jeweiligen Heimatland ordentlich gefeiert. Der 3. Platz = tolle Leistung der deutschen Mannschaft gähnte dagegen mit einer Entschuldigung und das, obwohl hierzulande die Fanmeilen fröhlich gefüllt waren. Meine Lieben, ganz ehrlich: wir dürfen auch Spaß haben!

Verzeihen

Jemanden nicht verzeihen können, dass gibt Stress. Lernen wir daher zu verzeihen und zu vergeben. Verzeihen und vergeben heißt nicht, dass wir die ursächliche Behandlung akzeptieren und entschuldigen. Verzeihen und vergeben heißt loslassen von dem Schmerz, der uns zugefügt wurde. Wir haben schon einmal gelitten, nämlich beim Ereigniseintritt. Das reicht. Wir müssen nicht noch weiter leiden, das würden wir aber tun, wenn wir nicht loslassen. Dem Verursacher tun unsere Hassgefühle so oder so nicht weh, nur uns!

93

Vertrauen

Vertrauen ist aus meiner Sicht das Wichtigste Gefühl das wir haben und diejenige Empfindung, die
nur schwer zurückgewonnen werden kann wenn es
einmal verloren oder missbraucht wurde. Haben wir
kein Vertrauen in uns selbst und in unsere Mitmen-
schen, so sind wir dauernd auf Lauerstellung vor
Angst irgendwer könnte uns Schaden zufügen wollen oder Ähnliches. Lernen wir, zu aller Erst uns selbst
zu vertrauen und dann Anderen die Ehre zu geben.

Tipp & Hinweis:

⊗ Stelle dir vor, das Gefühl Vertrauen ist ein Hei-
matgefühl, dass du an einem bestimmten Platz
in dir drinnen hast. Egal wo du dich befindest,
du hast diesen Platz immer dabei. Stelle dir weiter vor, an diesem Platz ist ein großer stabiler An-
ker, an dem du dich geistig immer wieder festhalten kannst wenn dir danach ist. Probier es
aus und fühle dich in dir vertrauensvoll zu Hause.

Wertvoll

Das Gefühl des wertvoll Seins entspringt unserem
Selbstwert, der bei vielen von uns auf die schiefe
Bahn gekommen ist. Dabei unterscheiden wir zwei
gegensätzliche Richtungen: Die Einen polieren täglich ihr Super-Ego streifenfrei, sind dafür aber leider
etwas von sich und dem Rest der Welt abgeschnit-
ten. Die zweite Sorte ist nicht viel besser, sie fühlen
bzw. leiden dafür umso mehr: das ist die Gruppe
der Minderwertigen. Sie rödeln meist wie die Blö-

den, genügen sich dabei selbst nicht und zusätzlich fühlen sie sich dabei auch noch schlecht. Sie können sich einfach nicht selbst als wertvoll ansehen, fast so, als ob es sich hierbei um eine hoch ansteckende Krankheit handeln würde.

Zugeben mag das natürlich keiner von beiden, denn das alles ist so intim und persönlich, wie wenn jemand nach der täglichen Körperhygiene gefragt werden würde. Bei beiden Richtungen leidet auch das Umfeld darunter, daher ein zweispuriger Gedankenanstoß um Frieden mit sich zu schließen:

Liebe(r) Leser(in),

ein Mangel an Selbstwert kann nur dann entstehen, wenn du nicht weißt wie wertvoll du bist, doch das bist du! Du wirst gebraucht! Niemand kann deine Aufgabe erfüllen oder übernehmen, nur du alleine. __DU__ bist wichtig - für Andere, aber ganz besonders für dich selbst!

Was nutzt es, wenn ich dir sage, dass du das Beste bist, was du jemals haben kannst, wenn du selbst es nicht erkennst? Dann ist mein Engagement bestenfalls bloße Mundgymnastik und schlimmstenfalls kommt Argwohn zurück, denn einen Igel kann man schlecht schmerzfrei umarmen. Die Angst vor deinem eigenen Licht ist unbegründet!

... So ist deine Aufgabe nun, all das niederzuschreiben, was du jemals getan, geleistet und gemacht hast um dich anschließend selbst anzuerkennen, zu würdigen und gebührend zu feiern! Dabei beginnst du deine Liste am besten mit dieser Überschrift: „Was gibt es Tolleres (oder was dir wichtig ist) als das, was ich bin? Nichts!" Die Super-Egos sollten das in realistischer Version auch machen, denn hinter ihrer Maske sind sie genauso in Schieflage wie die Tiefstapler.

Dann überlegt euch, dass durch euer Verhalten ganz besonders ihr selbst, aber auch die Anderen in Turbulenzen geraten sind. Kannst du dir vorstellen, dass es jemanden gibt, der wegen dir nicht in die Arbeit, in die Schule, zum Vereinsabend, zur Geburtstagsfeier usw. gehen mag, weil du dauernd dein Super-Ego oder deine Selbstzweifel über ihn ausschüttest?

Lass das, das tut nur weh. Gehe sorgsamer und humaner mit dir und mit anderen um, denn friedlich und gemeinsam könnt ihr viel mehr und auch Großes erreichen. Lass deine alten Einstellungen und Bewertungen los und lebe! Dazu gibt's hiermit eine Portion Mut von mir, denn ich habe großes Vertrauen in euch!

Mit herzlichem Gruß
Claudia Leandra König

Kapitel 12:

Stimmungsaufheller

Atmen

Wir machen es automatisch und manchmal ver-
langsamen wir es bewusst oder halten kurz an
wenn wir in aufregende Situationen geraten: Das
Atmen - ein Stiefkind wie es scheint. Erkrankungen
der Atemorgane zählen zu den häufigsten Todesur-
sachen was auf eine Unterrepräsentation des At-
mens in unserem Bewusstsein schließen lässt. Das
können wir ändern, indem wir gezielt mit ihm üben,
denn nicht richtig atmen bedeutet Stress. Lernen
wir in jeder Situation normal zu atmen, halten wir
den Atem weder an noch fangen wir an zu he-
cheln. Die Konzentration auf den eigenen Atem
kann sehr beruhigend auf uns wirken, auch kann er
wenn wir ihm genügend Aufmerksamkeit widmen
jedes andere Geräusch ausblenden. Zudem stellt
eine Studie fest, dass man mittels der Atemfrequenz Schmerz weg atmen kann.

Farbe

Stellen wir uns vor, wir würden nur die Farbe
Schwarz nutzen für alles was uns umgibt: Unsere
Kleidung, unsere Möbel, selbst die Wände unseres
zu Hauses sind schwarz angepinselt. Würden wir uns
da wohl fühlen? Dann bringen wir doch Farbe in
unser Leben. Die Farben haben unterschiedliche,
wohltuende und auch heilsame Wirkungen auf uns.

Der indischen Arzt Dinshah P. Ghadiali (†1966) er-
forschte ausgiebig die Wirkung der Farben auf den
menschlichen Körper und entwickelte das erste
Farblicht-Therapie-System der Welt. Dabei handelt
es ich um zwölf verschiedene Farbfrequenzen, die
er mittels der Fraunhofer´schen Linie bestimmen
konnte und die es als Farbfilter samt Lichtgerät zu
kaufen gibt.

Lachen

Dem Anschein nach ist uns seit den 1970er-Jahren
das Lachen kontinuierlich vergangen. Damals haben wir einigen Studien zufolge noch drei Mal mehr
gelacht als heute. An unserem äußeren Wohlstand
liegt das wohl nicht, denn dieser ist ordentlich gestiegen. Heute können wir uns sogar Lidkorrekturen,
Nasenoperationen und Brustvergrößerungen am
laufenden Band leisten. Gar Genitalchirurgie zu
Schönheitszwecken ist nicht verpönt – viel sinnvoller
wäre da die Genitalverstümmelung zu vermeiden –
selbst aus Deutschland werden Mädchen und jun-
ge Frauen zu diesem Zweck in ihr Heimatland „auf
Urlaub" geschickt. Da vergeht mir das Lachen.

Warum ist das Lachen so wichtig
⊗ Wirkt entspannend
⊗ Fördert die eigene Zufriedenheit
⊗ Hilft Aggressionen abzulassen
⊗ Sorgt für gute Stimmung
⊗ Senkt die Stresshormone
⊗ Stärkt die Immunabwehr

⊠ Macht Schmerzen erträglicher
⊠ Stärkt Herz und Kreislauf
⊠ Fördert die Durchblutung der Haut
⊠ Und mehr

Hier kommt eine gute Nachricht, falls uns das Lachen abhanden gekommen ist: Es ist lernbar! Dafür gibt es sogar Unterstützung in sogenannten Lachclubs. In 1998 trafen sich in Mumbai (Indien) tausende Mitglieder um den damaligen ersten Weltlachtag zu feiern (oder zu belachen), der seitdem jährlich am ersten Sonntag im Mai begangen wird. Die besondere Wirkung des Lachens wird auch genutzt um Kranke mit Hilfe von Klinikclowns zu unterstützen, deren Idee aus den USA stammt. Mein Tipp: Lache so viel du kannst – auch über dich. Ein einfacheres inneres Jogging gibt es wohl nicht.

Licht

Auch wenn stufenweise die Glühbirne zu Grabe getragen wird, heißt das noch lange nicht, dass uns das Licht ausgeht. Zudem ist es sowieso für das Auge ungesund in strahlende Glühlampen – wenn auch unbeabsichtigt - zu blicken.

Zu aller Erst haben wir natürliches Licht und dem sollten wir uns regelmäßig ausreichend aussetzen. Wir wissen wann es ausreichend ist, da sich dann unsere Stimmung aufhellt. Die Sonne ist gewiss auch dann am Himmel, wenn dieser wolkenverhangen ist – sonst wäre es ja dunkel. Gehen wir auch im Winter im Schnee spazieren – an einem

Sonnentag erhalten wir durch die Reflektion im Schnee eine Doppelration Sonne. Tendenziell ist Morgen- und Abendsonne gut, in manchen Versuchen wurden daher keine großen Abweichungen festgestellt, empfohlen wird jedoch die Morgensonne. Doch besser irgendeine natürliche Sonne als gar keine.

Damit Licht in unsere Wohnräume dringt sollten wir unsere Fenster nicht verrammeln. Dünne, durchsichtige Vorhänge oder gar Fadenvorhänge lassen noch viel Licht in den Raum scheinen und sind daher vorteilhafter. Auch sollten wir an die Höhe der Gartenhecken und Bäume denken, die möglicherweise verhindern, dass genug Licht in den Wohnraum fällt, sowie an den Einbau von Dachfenstern, wenn zu wenig Licht hinein fällt. Der Arbeitsbereich sollte direkt am Fenster oder zumindest in Fensternähe - also am hellsten Platz –sein. Vorhänge sind am Arbeitsfeld ohnehin hinderlich. Nutzen wir künstliche Lichtquellen, dann sollten diese ausreichend hell und dem Tageslicht ähnlich sein (=Tageslichtlampen). Sind wir besonders empfindsam bei wenig Licht und besonders wenn es um den saisonabhängigen Winterblues handelt, dann ist evtl. die Anschaffung einer speziellen Lichttherapielampe hilfreich. Nutzen wir zudem unser Kopfkino und stellen uns eine intensive, helle Lichtdusche vor.

> *Unmöglich sind nur die Dinge, die du nicht tust!*

TEIL 5

Seelischer Stress

Kapitel 13:

Begrifflichkeit

Seele ./. Psyche

Es gibt da etwas in uns, etwas Energetisches, das durch ihre Auswirkungen von sich reden macht, vor allem dann, wenn es krank ist und die Folgen ersichtlich sind. Die Psychologen sprechen ihrem Fachjargon angepasst von der Psyche. Die spirituellen Menschen als auch die Philosophen sprechen von der Seele.

Darüber hinaus wurde in Versuchen wissenschaftlicher Psychostasie die Existenz einer Seele nachgewiesen. Die Wissenschaftler wissen auch wie schwer sie ist, nämlich 21 oder 69,5 Gramm. Das Gewicht ermittelten sie, indem sie Sterbende kurz vor und kurz nach dem Tod wogen. Für mich etwas makaber, aber rein kopforientierte Menschen brauchen halt leider solche seltsamen Beweise. Aus den Ergebnissen geht aber nicht hervor, ob die 21 Gramm Seelen von Amerikanern weniger Wert sind als die 69,5 Gramm Seelen der Gewogenen in den Niederlanden. Wie dem auch sei, im Folgenden verwende ich einheitlich den Begriff Seele, so heißt für mich auch der innere göttliche Kern von uns edlen zweibeinigen Perlen.

Kapitel 14:

Werte

Was sind Werte

Werte sind Wertvorstellungen, die wir haben in Bezug auf unser Leben im Allgemeinen. Werte sagen aus, was uns wichtig ist und Bedeutung für uns hat. Werte sind deswegen von so großer Bedeutung für uns, weil sie aussagen, was uns motiviert und antreibt, was uns wichtig genug ist um dafür einzutreten, sei es durch Worte oder durch Taten. Ärger tritt dagegen immer dann auf, wenn unsere Werte durch Andere verletzt wurden, weil wir entweder nicht vehement genug für sie eingetreten sind oder sie nicht verteidigt haben. Werte sind z.B. Abwechslung, Akzeptanz, Begeisterung, Beständigkeit, Disziplin, Durchsetzungskraft, Ehrlichkeit, Einfühlungsvermögen, Freiheit, Gelassenheit, Humor, Moral, Mut, Offenheit, Ordnung, Pflichtgefühl, Pioniergeist, Respekt, Stärke, Unabhängigkeit, Verantwortung, Wahrheit, Wertschätzung, Zufriedenheit uvm.

Werte-Rückbesinnung

Werte an sich sind stabil und verändern sich tendenziell nur durch größere Umbrüche, z.B. bei der Geburt eines Kindes, der Hochzeit, des Todes eines geliebten Partners, eigener schwerer Krankheiten etc. Manche Werte, die lediglich eine untergeordnete Rolle für uns haben, können durch äußere Einflüsse oder durch Änderung unserer Denkweise verändert werden, wenn wir z.B. Logik auf mehrere Bereiche als nur auf die Mathematik ausweiten oder anerkennen, dass manche Werte einfach nur nutzlos sind.

Primäre Werte dagegen, also Werte die für unsere Seele wichtig sind, werden immer da sein und können nicht wegtherapiert oder wegbehandelt werden. Sie mögen wohl eine Weile im Untergrund bzw. im Unterbewusstsein schlummern, doch auf Dauer brechen sie durch. Beispiel: Haben wir den Wert Ehrlichkeit nur zur Seite schieben können, weil die illegale Arbeit die wir machen gut bezahlt wird, dann wird sich das irgendwann umdrehen, meist jedoch erst nachdem wir ordentlich krank wurden. In Zeiten äußerer Umwälzungen wie wir z.B. gerade erleben, gibt die Seele ordentlich Gas, damit die primären Werte bzw. unsere Urwerte gelebt werden können, denn eine bessere Zeit wie die, die wir jetzt haben um Veränderungen anzustoßen gibt es nicht.

Gelebte Werte ./. Propagierte Werte

Wären wir ein bisserl ehrlicher zu uns, würden wir uns und auch Anderen nicht gar so viel Leid antun. Doch meist merken wir durch unser automatisiertes funktionieren-müssen gar nicht, was da für ein Film abläuft, in dem wir auch noch die Hauptrolle spielen. Dafür verbiegen wir uns dann aber bis zur Unkenntlichkeit oder rauschen getrieben durch unser Super-Ego mit Vollgas an die Wand.

Die Werte eines Jeden (Menschen wie Unternehmen) müssen klar ersichtlich sein, denn danach wird die Entscheidung getroffen, ob man zusammen kann oder nicht. Klafft zwischen den gelebten und den propagierten Werten ein großer Graben, so sprechen wir von einer (wenn wir ehrlich sind: unüberbrückbaren) Inkongruenz. Manche Menschen meinen sich zwingen zu müssen eine bestimmte Tätigkeit oder Position auszuüben und merken ihren Über-Einsatz meist erst dann, wenn der Körper absolut nicht mehr kann. Es gibt für Jeden den richtigen und erfüllten Job. Die Person muss zum Job passen und umgekehrt natürlich auch. Dann ist beste Übereinstimmung gegeben, die auf Dauer zu Zufriedenheit und guter Leistung animiert.

Diejenigen Unternehmen mit auffallend großer Mitarbeiterfluktuation - vor allem im Dienstleistungssektor - sei empfohlen, diese Reibung in den Griff zu bekommen, da der Kunde immer bewusster und sensibler auf fließenden Bandwechsel reagiert, denn es trifft ihn ja selbst.

Unterschiedliche Werte

Jeder Mensch hat andere Werte. Wir haben nicht alle die Gleichen. Nicht für jeden ist Spaß an der Arbeit wichtig, manche brauchen das Gefühl helfen zu können, Leben zu retten oder was auch immer. Schauen wir nicht auf Andere, sondern darauf, was uns wichtig ist, denn das zählt letztendlich zum Erhalt unserer Gesundheit.

Kapitel 15:

Der Weg zur Erfüllung

Das macht krank

Bedingungen Es mag durchaus Sinn machen ziel-
orientierte Vorhaben Bedingungen zu unterwerfen.
Müssen wir in unserem Eifer der Verkomplizierung
denn wirklich alles Bedingungen unterwerfen? Ich
denke nicht. Überlegen wir mit Bedacht, ob wir bei
manchen Bereichen sie tatsächlich brauchen.
Nehmen wir z.B. das Glück. Heften wir Glück nicht
an Bedingungen. Setzten wir uns einfach nieder
und sind es und zwar bedingungslos.

Hetze Wer hetzt ist nicht wirklich da und kann sich
auch nicht voll auf sein Gegenüber oder die jeweilige Tätigkeit konzentrieren.

Kompliziertheit Unser Kopf hat es gerne kompliziert,
unsere Seele dagegen einfach. Solange wir die
Seele ignorieren, werden wir keinen dauerhaften
inneren Frieden finden können. Der Weg da raus
lautet daher: Zurück zur Einfachheit!

Selbstverleugnung Wir geben vor jemand zu sein,
der wir nicht sind und Interessen bzw. Eigenschaf-
ten zu besitzen, die wir normalerweise nicht bevorzugen würden. Wir tragen Masken, so dass niemand erkennen kann wer wir wirklich sind und
machen uns selbst dabei am meisten vor. Das die
Seele das auf Dauer nicht mitmacht ist klar. So fällt

z.B. auf, dass zunehmend Männer, die in ihrem Job extrem dominant sind zur Not mit dem Firmen-Jet zur Domina düsen um sich als Ausgleich durchprügeln zu lassen. Verkehrte Welt.

<u>Überstülpte Gefühle und Werte</u> Hier werden zwar reelle Gefühle und Werte gelebt, aber sie gehören nicht zu uns. Vielmehr werden wir von außen durch irgendjemanden oder irgendetwas ferngesteuert. Sei es durch die Nichterfüllung anderer oder aus aufgedrängtem Pflichtgefühl oder einer Notlage heraus. Hierbei sticht ganz klar ein Mangelgedanke hervor, der z.B. nach dem Ende des 2. Weltkrieges geherrscht hat – nur leider haben wir verpennt, dass dieser die Existenzberechtigung verloren hat!

<u>Ungerechtigkeit</u> In manchen Situationen ist eine Richtigstellung weder angeraten noch erforderlich, daher ist es wichtig, dass DU weißt was für dich richtig ist und was deine Wahrheit ist.

Herz sticht Kopf

Unsere Seele ist viel grösser als es der Verstand jemals sein kann. Lernen wir aus dem Herzen heraus zu denken und nicht nur mit dem Kopf. Manche Dinge können nicht mit dem Kopf geklärt werden. Versuchen wir es trotzdem, dann ist es wie wenn wir mit aufgesetzter Schlafbrille durch Abtasten den Ausgang eines Zimmers finden möchten. Es klappt zwar möglicherweise – möglicherweise aber auch nicht - anders wäre es halt erheblich einfacher. Daher: Seht nicht mit dem Verstand, seht mit dem

Herzen! Damit kommen wir auch raus aus dem Verstand und können erkennen wie schön das Leben sein kann. Wir alle tragen viele Juwelen in uns verborgen, die können wir jedoch nicht erkennen und schon gar nicht den Schatz bergen, wenn wir uns im Materialismus verheddert haben, der am Verstand klebt und damit auch Ängste im Gepäck hat.

Fahrplan

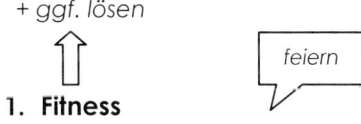

6. Spiritualität
➢ *Sinn entdecken*
➢ *Bewusstere Lebensführung*
➢ *Bewusstsein erweitern*

erfüllt sein

⇧

5. Selbstentfaltung
➢ *Zeit entschleunigen*
➢ *Persönlichkeit stärken*

sich aner-kennen

⇧

4. Partnerschaft + soziales Umfeld
➢ *Beleben und sich einbringen*

herzen

⇧

3. Finanzen
➢ *ordnen*

sich freuen

⇧

2. Befreiung
➢ *Wohnung + Arbeitsplatz entrümpeln*
➢ *Nicht förderliche Personenverbindungen klären*
   + ggf. lösen

sich belohnen

⇧

1. Fitness
➢ *Körperliches Wohlbefinden erreichen*
➢ *Körper entsäuern, entschlacken und entspannen*

feiern

selbstredend und interpretationsoffen

Erfüllung herausfinden

Rücknahme der Verantwortung Wenn alle für alles zuständig sind, dann ist letztendlich keiner für etwas verantwortlich bzw. es trifft dann immer die gleichen Freiwilligen, daher: Zuständigkeiten klären. In einer Gruppe, in der es keine Führung gibt, kreiert sich selbst eine – fraglich ist nur, ob das dann so gewollt ist. Regeln für Verantwortungsübernahme sind generell nutzlos, wenn es bei Regelbruch keine Konsequenzen gibt. Wer vollautomatisiert die gesamte Verantwortung immer auf sich zusammenramscht und keine Verantwortung abgeben kann, nimmt damit allen Anderen jegliche Chance Verantwortung zu zeigen und führt sie damit aufs Lämmchen-Schlachtfeld.

Toleranz Nein, nein, mir geht es nicht um irgendeine Toleranz. Mir geht es hier um die aus meiner Sicht wichtigste Toleranz überhaupt: Der Toleranz gegenüber uns selbst. Haben wir es geschafft, das Bewerten sein zu lassen, dann erst kann Toleranz beginnen. Sind wir tolerant gegenüber uns selbst und haben Frieden mit uns geschlossen, dann fällt es uns auch leichter, das gegenüber Anderen zu sein. Diese Liste könnte ewig mit x-beliebigen Anhaftungen fortgeführt werden, doch das überlasse ich euch selbst, damit wir erkennen, dass an erster Stelle das Mitgefühl steht, das wir nicht mit Mitleid verwechseln sollten und wir meist täglich üben dürfen - gegenüber uns selbst und gegenüber Anderen.

Benebelungstaktik Je länger wir uns in einem ein-gegrenzten Bereich aufhalten, desto schneller se-hen wir nur noch schwarz-weiß. Unsere Fähigkeit über den Tellerrand hinaus zu schauen schwindet immer mehr und wir schlussfolgern dann, dass das, was wir tun und sind das einzig existierende Welt-bild ist. Das passiert im Übrigen automatisch, fast ohne dass wir es bewusst bemerken. Daher sollten wir uns in regelmäßigen Abständen aus unserem Fahrwasser hinausbewegen und unsere Sicht auf die Dinge erweitern. Beispiel: Bewegen wir uns aus-schließlich in exklusiven Fußgängerzonen, dann brauchen wir z.B. ein soziales Engagement. Das bringt uns wieder zurück auf den Boden und wir schätzen mehr das was wir haben und verändern unser lamentieren auf hohem Niveau.

Eigene Wünsche erfüllen Was deine Wünsche und Träume sind kannst nur du in einer verbindlichen und ehrlichen Sitzung mit dir alleine (oder durch Hilfe unbeteiligter Dritter) herausfinden. Nimm dir Zeit und träume. Aus meiner Sicht ist es kein Wun-der, das die Demenz so drastisch ansteigt. Meine Erklärung dazu ist: Wenn wir ein Leben mit Inhalten leben, die wir ganz und gar nicht wollen und uns dabei keine eigenen Ideale zugestehen die zur eigenen Zufriedenheit beitragen, dann ist es klar, dass wir so ein verkorkstes Dasein am liebsten ver-gessen wollen und uns in das Vergessen der De-menz hinein retten.

Hilfreich könnte das sein: 1) Schreibe auf, wo-nach du dich sehnst. 2) Betrachte diese Liste und kennzeichne diejenigen Punkte, die du davon mit Geld bezahlen kannst. 3) Schau dir die Liste nochmals an (ggf. nach einigen Tagen) und frage dich was dir das sagt?

Recht auf Wahrheit, Authentizität und Ehrlichkeit
Dieser Punkt ist primär für die Männer (Frauen gibt's da ja so gut wie keine) in gehobenen Positionen gedacht. Fällt euch auf, je näher man in euer Reich vordringt, desto dicker wird der Teppich unter dem wohl beabsichtigt viel darunter gekehrt wird? Bitte versteht mich nicht falsch, doch auch ihr habt ein Recht auf Authentizität, Ehrlichkeit und Wahrheit – eigene und die gegenüber euch. Wie sollt ihr ein Schiff steuern können, wenn ihr nicht mal die genaue Zahl und Intension eurer Besatzung kennt?

Achtung! Nachfolgende Übung könnte uns ans Herz gehen, daher sollten wir sie nur machen, wenn es uns gut geht.

Rauswurf aus der Bahn Stell dir vor, du hast soeben die Diagnose einer unheilbaren Krankheit erhalten. Nachdem du die vorherigen Zeichen ausgiebig und gänzlich ignoriert hast bleiben dir nur noch wenige Tage bevor du friedlich und für immer einschläfst. Was würdest du noch gerne tun oder hättest du noch gerne gemacht bzw. bedauerst du nie realisiert oder gesagt zu haben? Nimm dir Zeit, sei gut und vor allem ehrlich zu dir!

Abwandlung für Menschen, die sich immer hinten anstellen: Anstelle von dir hat es deine Frau (deinen Sohn etc.) ereilt.

Kapitel 16:

Karmische Einflüsse

Eine Seele ist unsterblich. Folglich werden auch alle Erfahrungen, die sie jemals (in dieser oder in früheren Inkarnation) gemacht hat, gespeichert. Man nennt diesen Ort, welcher eine gigantische geistige Bibliothek darstellt, auch das Unterbewusstsein. Geraten wir in Extremsituationen und haben Ängste (auch ausgelöst durch Stress), dann kann es vereinfacht ausgedrückt leicht vorkommen, dass sich der Schleier, der sich zwischen Unterbewusstsein und (Ober-)bewusstsein befindet, einen Spalt zurückzieht.

Das hat zur Folge, dass wir Empfindungen von damals nochmals erleben oder heute ausgeglichen werden müssen ohne dass wir die Zusammenhänge erkennen können, was uns natürlich noch mehr verunsichert. Zeigen kann sich das recht unterschiedlich: Z.B. in Platzangst, Höhenangst, Angst vor Wasser, Zwängen, Verfolgungspanik und dergleichen. Das alles ist in gewisser Weise normal. Es ist ein Schutzreflex, der uns daran erinnert: Wir sind in einer Gefahrensituation und sollten etwas verändern – mit nur leider zeitlich verschobenen Auswirkungen, so dass der Normalmensch die Zusammenhänge nicht erkennen kann. Aber es gibt sie. Nichts kommt von Nichts. Schon im Physikunterricht haben wir gelernt, dass sich Energien (darunter fallen auch Emotionen von damals) nicht einfach in Luft auflösen, sondern sich lediglich verändern – in diesem Beispiel in Ängste. Über die Quantenphysik in Zusammenhang mit Heilung gibt es ohnehin zahlreiche Publikationen. Um es der Vollständigkeit halber erwähnt zu haben ist dieses in frühere Energien eintauchen ein alltäglicher Bestandteil. Wir nehmen es vielleicht nicht so stark wahr oder überhaupt nicht wahr, da wir augenblicklich möglicherweise ein ausgeglichenes und zufriedenes Leben führen und die positiven Gefühle daraus einfach überwiegen oder weil wir Meister im Verdrängen sind.

Beispiel für Alltagskontakt: Zwei Personen hegen eine große Abneigung gegenüber und wissen jedoch nicht wieso. Trotz Coaching und Mediation kommen sie nicht wirklich weiter, sollen aber am Arbeitsplatz zusammen arbeiten, da sie sich fachlich gut ergänzen. Jetzt kann man sich natürlich weiter aufreiben, versetzten lassen, kündigen oder das probieren:

Man lässt sein Karma bereinigen. Das geht durch Reinkarnationsarbeit bei einem entsprechenden Therapeuten oder bei Geistheilern, die das entsprechende Fachgebiet abdecken. Geistheiler arbeiten ohnehin inkarnationsübergreifend und können in jede Situation heilsame Energien hineinschicken, da diese an der Seele und nicht an der Materie oder an Symptomen arbeiten.

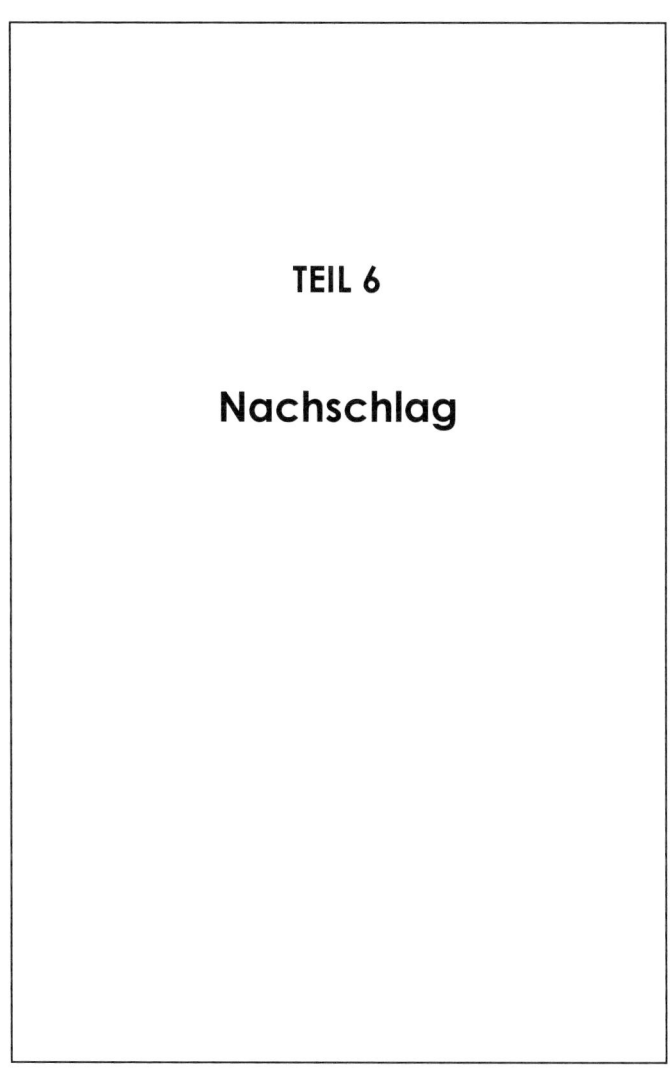

TEIL 6

Nachschlag

Kapitel 17:

Alles neu oder was

Mit welchen Mitteln wir uns unterstützen und was wir dann daraus machen liegt immer in unserem eigenen persönlichen Ermessen. Wir können dabei auf eine Fülle von unterstützenden Maßnahmen zurückgreifen, so viel ist sicher. Geht es um Impulse der 3 Säulen (siehe Kapitel 4), dann ist die Bewältigung durchaus kurzfristig neben einem Job möglich. Geht es jedoch um die Veredelung unserer eigenen Persönlichkeit, die nur im Kontext mit anderen Menschen flüssig und vollumfänglich funktionieren kann, dann ist es ratsam das in einem längeren Zeitraum im Rahmen einer geschützten Gruppe oder unterstützender Begleitung zu tun.

Wir sollten jedoch mit Vorsicht Äußerungen tätigen oder uns selbst unter Druck setzten, indem wir sagen „ab morgen bin ich eine vollkommen andere Person", denn im Außen, dass für Andere dann sichtbar wäre, mag sich vielleicht gar nichts verändern. Darum geht es auch gar nicht. Es geht darum, in dir selbst eine Balance zu finden, mit der du am leichtesten zurechtkommst und Freude, Glück und Erfolg einsammeln bzw. fühlen kannst. Dazu ist es jedoch erforderlich jeden Sachverhalt der dir größere Sorgen bereitet bis zum Ende durchzudenken. Es kann durchaus sein, dass du möglicherweise keine Wahl hast als in deinem Job zu bleiben, da du für einen neuen Job vielleicht umziehen müsstest, Gehaltseinbußen hinnehmen müsstest, dich fortbilden müsstest usw. und der Aufwand dir aber zu groß ist. Wird diese Situation nicht zu Ende gedacht, bei der du dann die Pro und Cons abwägst und zur Entscheidung kommst es ist gut so wie es ist, dann wirst du ewig mit dir hadern. Also besser durchdenken und dann annehmen und akzeptieren.

Kapitel 18:

Wer hilft bei was

Die Liste der helfenden Perlen ist groß und in ihrem Angebot noch vielfältiger, so dass hier lediglich eine beispielhafte Aufzählung erfolgt. Die Unterteilung in Körper und Psyche ist offen auszulegen, da manche Methoden für beide Bereiche genutzt werden können.

Berufsstände *(beispielhaft)*:
Ärzte, Berater, Geistheiler, Heilpraktiker, Heilpraktiker für Psychotherapie, Mediatoren, Psychiater, Psychologen, Sport- und Entspannungstrainer, Therapeuten, Trainer.

Methoden	Anmerkungen
Körper	
Ayurveda	Gibt es als Medizin und als Ernährungsmethode.
Ernährungsberatung	Verschiedene Richtungen.
Geistheilung	Unzählige Methoden.
Homöopathie	Gleiches mit Gleichem. Kügelchen und Potenzen.

Methoden	Anmerkungen
Kinesiologie	Muskeltest wird zur Diagnose verwendet.
Kneipp	Wasseranwendungen und weitere Empfehlungen.
Schulmedizin	
TCM z.B. Akupunktur, Diätetik, Massage, Schröpfen	Traditionelle Chinesische Medizin ist ohne Chemie.
The Journey	Breitgefächerte Methode von Brandon Bays. www.thejourney.com
The Work	Methode zur Aufdeckung von Glaubenssätzen www.thework.org
Seele / Psyche	
Karmabereinigung	Durch z.B. Geistheilsitzung, Reinkarnationstherapie oder Trancerückführung.
Psychotherapie	Unzählige Richtungen: z.B. Gestalttherapie, Kunsttherapie, Musiktherapie, Psychoanalyse, Verhaltenstherapie, Traumatherapie.
Kommunikation	
Berater, Coach	Gesprächsunterstützung
Mediator	Mittler zwischen Konfliktparteien.
Trainer	Gruppen- und Einzelveranstaltungen.

Dann gibt es natürlich täglich neu kreierte Berufsbezeichnungen im Entspannungsbereich.

Kapitel 19:

Vorsorge-Untersuchungen

Im Allgemeinen gilt: Je früher eine Krankheit erkannt wird, desto besser ist sie zu behandeln. Doch
nicht jede Vorsorgemaßnahme ist im Einzelfall auch
sinnvoll. Für die Psyche gibt es schon mal keine Vor-
sorge-Untersuchung, da kann man nur fürsorglich
mit sich selbst umgehen. Ansonsten gibt es diese,
die durch die Kasse bezahlt werden:

Vorsorgeuntersuchung	Anmerkungen
Gesundheits-Check-up ab 35 Jahren, alle 2 Jahre möglich.	Sinnvoll um z.B. frühzeitig Herz-Kreislauf-Erkrank-ungen und Zuckerkrank-heiten zu erkennen.
Hautkrebs-Screening: ab 35 Jahren, alle 2 Jahre möglich. Die Nutzung einer Auflichtmikros-kopie muss man selbst bezahlen.	Sinnvoll um frühzeitig Hautkrebserkrankungen zu entdecken.
Darmspiegelung ab 55 Jahren. Insgesamt 2 Mal im Abstand von 10 Jah-ren.	Sinnvoll, bereits Vorstufen von Krebs können ent-deckt und gleich entfernt werden.

Gewiss gibt es noch weitere, die jedoch keine unmittel-
bare Verbindung zum Stress haben.

119

Glossar

Amnesie	Gedächtnisstörung
Biorhythmus	Takt unserer inneren Uhr
Devot	unterwürfig
dissoziiert	Mit Abstand betrachtend.
Disstress	Negativer Stress
Emotionen	Veraltete Gefühle.
Eustress	Positiver Stress
Inkarnation	Wiedergeburt
Inkongruenz	fehlende Übereinstimmung
Karma	Ausgleich zwischen Ursache und Wirkung.
NLP	Neuro Linguistisches Programmieren - Kommunikationsmethode
Plagiat	Kopie urheberrechtlich geschützter Ware
Subjektiv	Vom Gefühlsempfinden abhängig.

Literaturempfehlungen

Bays, Brandon: *The Journey*
Boerner, Moritz: *Byron Katies The Work*
Coelho, Paulo: *Der Alchimist*
Dalai Lama: *Die heilende Kraft der Gefühle*
Ehgartner, Bert: *Gesund bis der Arzt kommt*
Ferriss, Timothy: *Die 4-Stunden Woche*
Grundl, Boris: *Steh auf*
Hardo, Trutz: *Das grosse Handbuch der Sexualität-Was Trancerückführungen offenbaren*
Johnson, Spencer: *Die Mäuse-Strategie für Manager*
Kast, Bas: *Wie der Bauch dem Kopf beim Denken hilft*
Kensington, Ella: *Die 7 Botschaften unserer Seele*
Kypta, Gabriele: *Burnout erkennen, überwinden, vermeiden*
Lipton, Bruce H.: *Intelligente Zellen, Wie Erfahrungen unsere Gene steuern*
Münchhausen, Marco von: *Wo die Seele auftankt*
Rossi Ernsest, Nimmons David: *20 Minuten Pause*
Satir, Virginia: *Meine vielen Gesichter*
Spezzano, Chuck: *Wenn es verletzt, ist es keine Liebe*
Stalzer, Karin; Christina Szalai: *Was den Einen nährt, macht den Anderen krank*
Tepperwein, Kurt: *Jungbrunnen Entsäuerung*
Watzlawick, Paul: *Anleitung zum Unglücklichsein*
Jäger Willigis, Kohtes Paul J.: *zen@work*

Gesundheit und mehr

www.baua.de	Bundesanstalt für Arbeits-schutz und Arbeitsmedizin
www.biorhythmus-online.de	Biorhythmus-Rechner etc.
www.davita.de	Lichttherapiegeräte u.a.
www.destatis.de	Statistisches Bundesamt
www.dge.de	Deutsche Gesellschaft für Ernährung
www.fleisch-macht-krank.de	Internationales Institut für Erfahrungsheilkunde.
www.gbe-bund.de	Gesundheitsberichterstattung des Bundes
www.gut-organisiert.de	Portal für persönliche Weiterentwicklung
www.guter-rat.de	Infos auch zur Gesundheit
www.handywerte.de	Infos bzgl. Strahlung der einzelnen Handys.
www.ilo.org	Internationale Arbeitsorganisation
www.klinikclowns.de	Klinkclowns-Verein.
www.lachbewegung.de	Lachclubs
www.lichttankstelle.de	Dinshah-Folien
www.netdoktor.de	Gesundheitsportal
www.oxfam.de	Die Hilfsorganisation Oxfam nimmt fast alles gut Erhaltene als Sachspende gerne an.
www.rki.de	Robert Koch Institut
www.seit1887.de	Kräuterladen, (Haustee E!)
www.zentrum-der-gesundheit.de	Gesellschaft für Ernährungsheilkunde

Musik

www.musik-apotheke.com
www.napster.de
www.neptun24.de
www.ongnamo-versand.de
www.silenzio.de
www.someren.de

Musik-Titel *(z.B. bei YouTube)*

Adiemus	Adiemus
Conquest of Paradise	Vangelis
Gaia	Chloe Goodchild
Gladiator Soundtrack	Now we are free
Northern Seascape	Jim Wilson
Song for the Inner Child	Shaina Noll
St. Elmos Fire	David Foster
The Lion King	Steve Jablonsky Score
The Island Soundtrack	My Name is Lincoln

Nachwort

Der Moa hat seine Schuldigkeit getan - oder so ähnlich. Jetzt bist Du dran: Werde Chauffeur Deines eigenen Lebens! Erst durch das harmonische Zusammenwirken unserer veredelten Anteile können sich unsere Talente und unsere Stärken vollkommen entfalten. Daher ist Vertrauen Basis aller Dinge, das sich gepaart mit Freude zur Zufriedenheit entwickelt und sich somit der Kreis schließt.

Die Mehrzahl der auf Mutter Erde lebenden Menschen habe wenig bis überhaupt keine Möglichkeit je selbständig aus ihrem Schlamassel herauszukommen. Wir schon und können uns deshalb glücklich schätzen und sollten das auch nutzen. Es beginnt immer bei uns selbst. Leben wir unsere Ideale und denken nicht nur an sie, auch wenn das ein bisserl Arbeit bedeuten mag. In diesem Sinne das Beste für Euch!

Mit herzlichem Gruß

Claudia Leandra König

www.claudiakoenig.com
www.trainingsakademie.com

Weitere Bücher von Claudia Leandra König

In Liebe trauern
In Frieden loslassen

ISBN 978-3-8391-9045-6, 168 S., BoD-Verlag

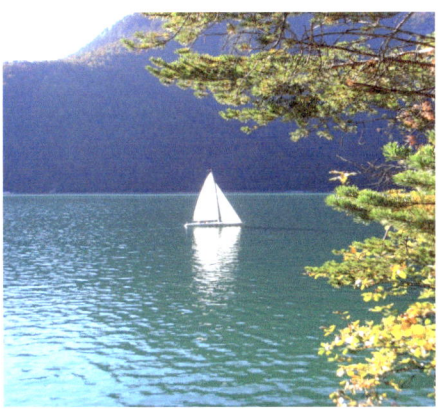

Ein bemerkenswert klares Trauerbewältigungsbuch auf der Grundlage hoher Sensibilität der Autorin. Heilsame Rituale, die helfen den Verlust zu verstehen, zu bewältigen und zu verarbeiten sowie übersichtliche Aufstellungen über organisatorische Abläufe vervollständigen das wertvolle Werk.

Für meine Bücher gibt es bei www.amazon.de eine Leseprobe!

Weg frei zum Gesund werden
Das Praxisbuch für ein befreites Leben

ISBN 978-3-8370-7870-1, 152 S., BoD-Verlag

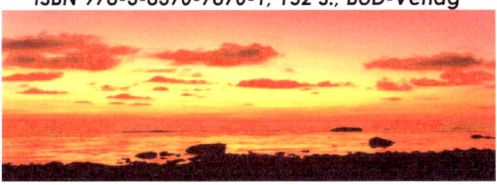

Wir erfahren klar und auf den Punkt gebracht, wie Krankheit entsteht und was uns daran hindert gesund zu werden. Besonders wertvoll zur Gesundung sind die Übungen zur Aktivierung der Selbstheilungskräfte.

SEX in der Neuen Zeit
Ein Wegweiser für Frauen

ISBN 978-3-8391-5237-9, 208 S., BoD-Verlag

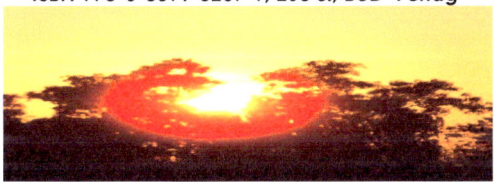

Ein besonderes Frauenheilbuch mit Bezug zur Qualität der Neuen Zeit. Mit effektiven Übungen und liebevollen Channelings von der Geistigen Welt zum Entdecken, Heilen und Entfalten unserer Weiblichkeit und unserer Sexualität für ein erfüllteres Leben mit innerem Reichtum.